윤청, 기적의 자율진동법

윤청, 기적의 자율진동법

펴 냄	2010년 3월 1일 1판 1쇄 박음 / 2011년 4월 5일 1판 2쇄 펴냄
지은이	윤 청
펴낸이	김철종
펴낸곳	(주)한언
	등록번호 제1-128호 / 등록일자 1983. 9. 30
주 소	서울시 마포구 신수동 63-14 구 프라자 6층 (우 121-854)
	TEL. 02-701-6616 (대) / FAX. 701-4449
책임편집	한언출판사 편집팀
디자인	정현영, 양미정, 백은미
홈페이지	www.haneon.com
e-mail	haneon@haneon.com

저자와의 협의하에 인지 생략

ISBN 978-89-5596-566-7 13510

세계 의학계를 깜짝 놀라게 한

윤청,기적의 자율진동법

윤 청 지음

한ㄱ

당신 안에 스스로 기적을 부를 수 있는 힘이 있습니다.
그 힘을 이끌어내는 방법이 여기 있습니다.

To. ....

_____

_____

_____

_____

_____

_____

_____

                                    From.
                                    _____

통합치유를 지향하는 자율진동법

저는 서양 현대의학을 배운 후에도 기초과학과 인문학서, 아유르베다와 심신의학 등의 동서고금 의학서를 늘 가까이 해 왔습니다. 과학계의 새로운 패러다임을 제시한 《통섭(Consilience)》의 저자 에드워드 윌슨(Edward Wilson)이 역설하듯, 저 역시 21C는 모든 지식의 대통합(The Unit of Knowledge)의 시대임을 인지하면서 의료인의 역할을 하고 있습니다.

또한 대체보완의학(Alternative Complementary Medicine), 자연의학(Natural Medicine), 더 나아가 통합의학(Integrative Medicine) 관련한 많은 의학 지식을 임상에 적용하면서, 눈에 보이진 않지만 엄연히 존재하는 비물질적 세계의 중요성을 눈에 보이는 물질세계만큼 의미 있다는 것을 깨닫게 되었습니다.

그 깨달음이 깊어져 최근에는 에너지의학을 탐구하던 중 현대의학이 주목하는 자율진동법을 접하게 되었습니다. 자율진동법의 창시자인 윤청 선생에 관한 명성은 10여 년 전부터 익히 알고 있었는데, 제가 운영하는 병원에 윤청 선생이 오신 것이 인연이 되면서 자율진동법에 대해 보다 자세하게 알게 되었습니다.

지금 과학이 많이 발달했다고는 하지만, 아직 대우주와 소우주(인체)의 신비가 전부 밝혀진 것은 아닙니다. 오히려 밝혀지지 않은 것이 훨씬 많습니다. 많은 사람들이 과학으로 설명할 수 없는 사실을 기적이라고 말하고 이성적으로 이해되지 않는 사실은 불가사의라고 말합니다. 하지만 이런 현상은 아직 우리가 이해하기에 너무 복잡하고 어렵기 때문인 것이지, 그 자체가 판타지는 아닙니다.

그런데 의학에서도 이 기적이 종종 일어나고 있습니다. 대부분의 육체적인 질병은 정신과 신체의 상관관계로부터 막대한 영향을 받습니다. 즉 인간의 몸은 우리의 감정계(아스트랄체), 정신계(멘탈체)로부터 거대한 임팩트를 받고 있는 것입니다.

저는 신체의 실존적 생명관은 다음과 같다고 생각합니다.

「태초의 소리는 자연의 가장 섬세한 진동.
자연의 모든 것은 소리(파동)로 이루어짐.
근본적으로 복잡하게 얽힌 소리가 곧 인체,
맥박, 심장소리는 인체에서 나오는 에너지의 메시지.
DNA는 원자세계(탄소, 수소, 산소)의 연속된 진동의 묶음」

이렇듯 모든 생명체에는 고유의 파장과 파동이 있습니다.

누구든지 깊은 명상상태에 들어가면 사람, 지구, 우주는 하나의 거대한 생명체로서 서로 공명공진하면서 에너지를 교환하는 것을 감지할 수 있습니다. 그것의 강도는 거리가 멀어진다고 하더라도 별로 약해지지 않습니다. 대우주는 이들 생명체의 진동으로서 모든 생명체를 완전한 조화 속에 결합 시키고 있습니다.

이러한 사실을 뒷받침하는 근거로는, 양자역학적 관점에서 보면 몸(양자역학적 인체)은 사람이 알아차리기를 기다리면서 온갖 보이지 않는 신호, 증상, 사인들을 내보내고 있다고 합니다. 인체의 세포, 조직, 기관은 인식할 수 없을 정도의 수많은 활동이 있습니다. 다행히 인간의 인식은 믿을 수 없을 정도로 아주 민감한 신경계 덕분에 이 미세한 진동들을 감지할 수 있습니다.

몸의 모든 부위는 다른 부위와 유기적인 관계를 맺고 있기 때문에 우리들의 마음속에 차있는 라디오의 주파수와 맞지 않을 때 소음이 납니다. 이러한 소음, 즉 사념을 버리고 자기에 맞는 주파수, 신념이란 주파수와 맞출 때에만 힘 있는 진동이 일어나 몸이 바뀝니다. 우리 몸은 고정된 물체라고 하지만 사실 몸은 끊임없이 변화하며 흘러가는 다양다종의 주파수를 가진 라디오와 비슷합니다. 그러므로 몸이라는 하드웨어를 변화시키려면 마음이라는 소프트웨어를 바꿔야 합니다.

스트레스 반응을 발견한 캐나다의 천재과학자 한스 셀리에(H. Selye)는 《생명체의 스트레스(Stress Of Life)》라는 저서에서 "신체에 스트레스가 가득 찬 경우에, 신경조직은 그 스트레스를 처리하느라 바쁘기 때문에 자연히 더 높은 차원의 의식을 얻을 수 있는 잠재력이 극히 제한되어 신경과민이 된다"고 말했습니다. 다시 말해, 신경조직 안에 '잠음'이 너무 많아서 신경조직이 더 높은 의식으로 개발되는 것을 방해한다는 것입니다.

물론 신경조직 내의 과도한 스트레스는 사실상 부정적인(Negative) 에너지 형태입니다. 그러므로 이것들은 다른 형태로 전환되어 신체 내에서 제거 되어야 합니다. 스트레스가 해소되는 보편적인 형태는 감정을 통한 직접적인 해소로 울분이나 격정상태 등이 여기에 해당합니다. 또 다른 방법으로는 신체의 각 부분에서 일시적이거나 지속적인 통증(두통, 복통 등)으로 나타납니다. 스트레스가 전환되는 특이한 형태로 몸의 움직임인데, 명상상태에서 '몸을 이완시키는 일'은 이러한 중요성을 강조하고 있습니다. 명상 중에 있는 사람이 무의식적으로 팔이나 머리를 움직이거나 온몸을 떠는 경우가 있습니다. 그런데 다양하게 몸을 진동하는 것은 조금도 이상한 일이 아닙니다. 무거운 스트레스가 해소될수록 그 진동 현상은 더욱 강렬해지기 때문입니다.

아유르베다에 의하면 우주 에너지의 저장과 분배 일을 맡고, 태양신경총 근처, 내분비 샘의 근 위치에 있는 차크라(Chakra)가 활성화 되면, 쿤달리니(Kundalini) 현상(척추의 아래 끝에서 뱀처럼 똬리를 틀고 있는 에너지 기운)은 우리가 원하든 원하지 않든 계속해서 일어나 몸이 떨리게 된다고 합니다. 또한 현대의학에서는 특정한 기계적 또는 음향적 진동에 주기적으로 노출시켜 머리 주위에 진동하는 자기장을 설치하여 바이오피드백(Biofeedback)기술로도 진동의 치유원리를 증명하고 있습니다.

이런 관점에서 윤청 선생의《윤청, 기적의 자율진동법》은 원시적 생명에너지 파워를 신체 내에서 유발시켜 약이나 식이요법, 운동보다 더 신속하고 강력한 자연치유력을 회복하도록 도와주는 최선의 방법입니다. 《윤청, 기적의 자율진동법》이 《이왕림의 해독, 조율 건강이론》(저서 : 내장비만-완전건강은 균형에 달려있다)과 더불어 마음과 몸의 불균형을 교정하고 미래에 생길지도 모르는 질병을 예방하여 반(半)건강인의 차원을 넘어 현재 의학계의 과제로 부상한 MMUS(Multiple Medical Unexplained Syndrome, 의학적으로 설명이 안 되는 복합증상들)이 해소되는 데 일조하기를 기원합니다.

이 책을 추천해주실 각 분야의 지식인들이 많겠지만, 자율진동법을 보다 전문적인 의학과 접목하여 세계적으로 발전시킬 수 있는 길을 열고자 하는 뜻이 하나가 되었기에, 새 생명력으로 새롭게 태어나 완전 건강인으로의 삶을 소망하시는 모든 분들께 이 책을 추천합니다.

2009년 9월
리.압구정 클리닉 원장실에서

의학박사 이왕림

큰 사랑을 지니신 우리 어머니, 윤청 총재

윤청 총재는 이웃을 사랑하신다. 어려운 이웃을 그냥 봐 넘기지 못한다. 불우한 사람들을 친자식처럼 사랑하고 도와주신다. 그런가하면 윤청 총재는 사회 저명인사들과도 천연덕스럽게 잘 어울린다. 내가 보기에 그는 차별 없는 불이(不二)의 세계에 살고 있는 듯하다. 그리고 행위와 베품에 있어 무애(無涯)의 경계에 살고 있는 듯하다.

우리는 살면서 가끔 지위·명예·권력·재물로 사람을 재지 않고 오직 사랑으로 살아가는 진정 〈큰 사람〉을 만나는 때가 있다. 윤청 총재가 바로 그런 사람이다. 사람에 대한 깊은 사랑, 지극한 연민의 정을 품고서, 가슴 깊은 곳에서 우러나는 사람에 대한 원초적 사랑을 베푸는 그런 사람이다. 그 사랑은 너무나 크고도 깊어, 넓이로도 깊이로도 폭을 가늠하기 어렵다.

나는 윤청 총재를 만난 후, 그분을 어머니라 부른다. 큰 사랑과 큰 자비를 지니신 대모(大母)라고 생각한다. 어머니는 나를 '아들아' 라고 부른다. 나는 그런 어머니를 얻게 되어 한 없이 기쁘다.

윤청 총재가 개발한 자율진동은 우주의 파동원리를 이용한 건강법이면서 수행법이다. 누구나 손쉽게 익혀 자기 건강을 실현할 수 있는 〈국민건강법〉이며, 자신의 아픈 영혼의 상처를 치유하고 더 나아가 영혼을 상승시켜 아름다운 영혼으로 완성시키는 정신수행법이다. 아름다운 지성과 풍요로운 감성과 빛나는 영혼을 지닌 인물을 우리는 전인(全人)이라고 부른다. 자율진동은 적게는 자신의 육신을 치유하고, 크게는 빛나는 영혼으로 승화시키는 전인교육이다.

건강한 육체와 풍부한 감성 그리고 빛나는 영혼을 지니려면, 의식, 잠재의식, 무의식을 하나로 통합하는 수행법이 필요하다. 우리 두뇌에 잠자고 있는 의식을 깨워 자율신경을 조절하는 차원으로까지 나아가게 되면 수행에 많은 진전이 있으리라 믿는다. 자율신경에 대한 완전한 주권의 회복! 변덕스런 에고ego로부터 벗어나 진정한 나를 회복하는 길이 되리라 생각한다.

세계의 많은 석학들이 21세기는 정신혁명의 시기가 될 것이라고 예측한다. 나는 국민 모두가 손쉽게 접근할 수 있는 윤청 총재의 자율진동이 우리 국민들의 건강과 풍요로운 삶, 그리고 더 나아가 빛나는 의식으로 승화시키는 21세기 정신혁명의 시발점이 되리라 믿는다. 몸 아픈 분들이나 마음 수행을 하는 분들 그리고 대체의학이나 예방의학을 전공하는 전문가들의 많은 동참을 기원하면서, 감히 추천사에 갈음하고자 한다.

성균관 대학교 국정관리대학원 행정학과 교수
권기헌

스스로 아픈 곳을 치유하는 자율진동법

윤청 선생은 사람들의 건강을 위해 연구하고 노력한다. 항상 겸손하고 인간적이며 누이 같고 어머니 같은 다정다감한 분이다. 그래서 윤청 선생을 만나면 누구나 은은한 향기처럼 풍기는 인격을 느낄 수 있다.

내가 윤청 선생을 처음 접한 것은 《장뇌 혁명》이라는 자율진동기공법 책을 읽고서였다. 윤청 선생은 전문적이며 체계적으로 학교 공부를 한 것은 아니었지만, 선생이 갖고 있는 전문지식과 식견은 입이 벌어질 정도로 놀랍다.

세계 최초로 특허청에 자율진동기공법으로 등록을 마쳤고, 자율진동으로 그 동안 고생스럽던 병고에서 해방되어 건강을 되찾은 사람들이 국내외에 부지기수로 많이 있다. 인간이 갖고 있는 자연치유력을 함양시켜 병마를 물리치는 이 방법이야말로 인간을 위한 최고의 치료방법이 아닌가 생각한다.

내가 윤청 선생으로부터 자율진동 기공법을 사사받고 치료를 시작한 후, 그 효과와 오묘함에 실로 감동한 바가 있다. 특히 현대 의학이 인체에 부정적인 화학반응으로 악영향을 초래하는 것이 문제로 대두되고 있는데, 자율진동은 몸에 있는 자연치유력을 활성화시켜서, 이것에 원천을 둔 인류 최고의 건강법이라고 확신한다.

자율진동법은 최고의 웰빙(wellbeing) 건강법이며 집에서 간단하게 할 수 있다. 다른 기공은 6~7년의 수련 기간이 필요하지만 자율진동은 단시일 안에 배울 수 있는 획기적인 치료방법과 운동방법으로, 평소 건강을 관리하는 사람들에게 권하고 싶다. 병든 사람은 병에서 해방되고, 건강한 사람은 건강을 유지할 수 있게 되기를 바란다.

고려대학교 교수 · 한국기초과학지원연구원 감사

윤창국

참건강의 의미를 깨닫게 해주는 책

WHO(세계보건기구)에서는 1999년 7월 임시총회에서 종래의 전인적·신체적·사회적 건강의 개념에 '영적 건강'을 추가했다. 이는 21세기에 들어 인류가 '눈에 보이지 않는 저쪽 세계'에 관심을 가지기 시작했다는 증거다. 지금 세계적 돌풍의 한가운데 있는 초미의 관심사인 기(氣)도 바로 이 '눈에 보이지 않는 저쪽 세계'에 대한 연구에서 큰 몫을 할 분야다. 우리 주변에 많은 기공사들이나 대체의학 연구가들에 의해 수련도장이 확대되고 기의 활용영역이 점점 넓어져가고 있음도 역시 반가운 일이다.

그러나 여기에는 만만찮은 걸림돌이 하나 있다. 일반인들이 기를 수련한다는 게 그리 쉽지 않다는 사실이다. 오랜 시간 수련해도 가시적인 성과를 얻기 어려워 도중 하차해버리는 안타까운 경우도 많이 있는 편이다.

그러나 윤청 총재가 창안한 이 자율진동법은 표현 그대로 자율적으로 진동이 일어나는 기공으로서 수 시간이면 발공(發功)이 되고, 한번

발공이 되면 언제 어디서나 짧은 시간 안에 자기 자신은 물론 다른 사람의 건강을 위해서도 유용하게 활용할 수 있다. 이미 이 치유법에 국내 수련생들뿐 아니라 해외의 의학 전문가까지도 초미의 관심을 보이고 있을 뿐 아니라 누구라도 한번 체험하고 나면 평생 수행을 계속하게 됨으로써 건강을 보장받게 된다.

나 역시 우연한 기회에 이 방법을 접해 그 신비스러운 효과에 매료되었으며, 현재도 계속 자율진동법을 행하고 있다. 현대의학에서 손을 쓸 수 없는 불치·난치병들이 날로 번지고 있는 현 시점에서 자율진동법은 돈 안 들이고 내 힘으로 수행할 수 있어서 그 가치가 더욱 높다.

치료와 치유는 사뭇 다르다. 치료는 다른 사람이 나를 고쳐주는 의타적 건강법이고 치유는 스스로 나를 낫게 하는 주체적 건강법이다. 나는 이 자율진동법이 21세기에 각광을 받을 하늘이 내린 신묘한 건강법이요, 치유법이라고 믿어 의심치 않는다. 또한 이 기공법의 저변이 확대됨으로써 국민건강 증진에 크게 공헌하게 될 것이라고 확신한다.

수봉재활원장 김동극

빛고을 광주 자율진동 세미나 편집자 취재기

진동은 치유의 기적을 일으킨다

"스스로 몸에 진동을 일으키는 것으로 고혈압 · 당뇨 · 간경변 · 심근 경색 · 암 · 성기능 장애개선 등, 치료가 어려운 질병까지 나을 수 있다면 어떻게 생각하는가?" 독자는 틀림없이 "진동이 건강에 보탬이 되긴 하겠지만, 무슨 의사들도 치료하기 어려워하는 질병을 고치느냐"고 의아해 할 것이다.

하지만 이 책의 저자 윤청 선생은 병원치료도 통하지 않아 절망에 빠져 있던 사람들에게, 자연치유력을 극대화시켜 스스로 난치병도 이겨낼 수 있도록 했다. 이렇게 해서 아픈 몸을 치유한 사람의 예는 셀 수 없을 정도로 많이 있다(뒤에 나오는 167페이지 사례집을 참고하자).

만약 자율진동의 효능이 사실이 아니라면, 지난 40년 동안 윤청 선생이 자율진동 세미나를 통해서 아픈 사람들을 고칠 수 있었을까? 상식적으로 생각해도 그것은 불가능하다. 자율진동이 거짓이었다면 윤청 선생은 살아오면서 엄청난 항의를 받았을 텐데, 그런 일은 단 한번도 없기 때문이다. 항의 대신 윤청 선생은 지금껏 감사의 편지를 무수히 받았다. 이 감사의 편지가 자율진동의 효과를 증명하는 것이 아닐까.

2009년 7월 25일 광주 세미나를 가다

자율진동의 효과를 말로 전해들은 사람이라면 그 현장을 직접 보고 싶은 생각이 자연스럽게 들 것이다. 이 책의 편집자인 나 역시 그랬다. 그래서 그 현장을 직접 보고 체험하기 위해 2009년 7월 25일 광주행 비행기에 몸을 실었다.

오후 2시가 되어서 전라도 광주시 계림동에 있는 40~50평정도 되어 보이는 세미나 장에 도착했다. 세미나 장소에 들어가니 대략 50여 명의 사람들이 윤청 선생의 자율진동을 체험하기 위해 모여 있었다. 나이 대는 20대 젊은 여성부터 70대 할아버지까지 다양했다. 얘기를 들어보니 오늘 처음 세미나에 참가하는 사람도 있었고, 이미 몇 번 참가해서 건강 상태가 많이 좋아진 사람도 있었다.

자율진동 세미나 현장에서 본 윤청 선생은 확실히 능력자였다. 자율진동을 하면 몸을 이리저리 흔들게 되는데, 그 모습이 한없이 이상해 보일 수 있다는 것을 누구보다 잘 알고 있었다. 그래서 혹시라도 주변을 의식해서 자율진동에 몰입하지 못하는 사람이 있을까봐 처음부터 사람들을 웃겨서 경계심을 완전히 풀어 놓았다. 얼마나 사람들을 웃기던지 마치 코미디언이 사회를 보고 있는 듯한 착각까지 들었다. 시원시원하게 웃으면서 장난도 치고, "여기 온 사람들은 똑같이 이상한 사람으로 보일 테니, 모두 같은 마음으로 같이 이상해지고 건강해지자"고 말하니 사람들 모두 따라 웃고 편한 마음을 갖게 됐다.

윤청 선생이 앞에 서서 사람들에게 기를 불어 넣으며 "몸에 진동이 일어난다고 느끼라"고 소리치자, 말이 끝나기 무섭게 몇몇 사람은 앉은 상태에서 팔을 부르르 떨기 시작했다. "점점 더 강하게"라고 소리치며 기를 불어 넣는 윤청 선생을 보니, 조금 전 사람들을 배꼽 잡게 웃겼던 장난꾸러기 코미디언은 온데간데없고 사람들에게 진동을 일으키는 진지한 기운만이 느껴졌다.

자율진동은 태어날 때부터 갖고 있는 자연치유력을 이용해서 자기 몸에 안 좋은 부분으로 치유에너지를 보내 스스로 치유하는 것이다. 그렇기 때문에 세미나에 온 사람들의 행동은 천차만별로 달랐다. 71세가 된 할아버지는 뒤로 벌렁 누워서 양 다리를 하늘로 쭉쭉 뻗어 올리기도 했고, 그날 처음 왔다던 주부는 복부에 마치 진동 벨트를 대고 있는 것처럼 배가 부르르 떨렸다. 그 움직임은 의식적인 근육의 움직임으로 나올 수 없는 것이라 놀라웠다. 어떤 사람은 벌떡 일어나 소리를 꽥 꽥 지르면서 제자리에서 높이 뛰어오르는 것을 반복했다. 그런 장면을 직접 내 눈으로 보니 솔직히 약간 겁이 나기도 했다.

나는 이 현장을 취재하기 위해 왔지만, 이왕 참석한 김에 자율진동을 직접 체험해보기로 했다. 편하게 앉아서 눈을 감고 몸의 진동을 느끼려고 노력했다. 칠순이 넘은 저자가 아주 강한 소리를 내며 기를 불어 넣자,

잠시 후 양 손등이 박수치는 것처럼 툭툭 부딪치기 시작했다. 이게 어떻게 된 일인가 싶을 정도로 신기했다. 의식은 정말 멀쩡한 상태였고, 양 손을 맞부딪쳐야겠다고 생각한 적도 전혀 없었기 때문이다.

그때 주변에 흐느껴 우는 사람도 있고 사람들 반응이 점점 강하게 나오는 것 같아, 취재에 집중 해야겠다는 생각이 들었다. 그래서 중간에 진동을 그만두고 사람들을 관찰하기 시작했다.

어떤 남자는 눈을 깜빡거리면서 입을 한쪽으로 치올린 채로 몸을 떨고 있었고, 오른쪽 손을 올려 자기 오른쪽 머리를 계속 때리는 여자도 있었다. 어떤 여자는 뒤로 누운 채로 발을 바닥에 댄 다음, 골반을 하늘 방향으로 쳐 올리는 것이었다. 정말 신기한 것은 그 여자의 동작을 다른 곳에서 이미 봤다는 점이다.

광주에 취재를 오기 전에 윤청 선생 집에서 독일 비엔나 국립병원에서 열린 자율진동 세미나 비디오자료를 봤는데, 거기서 독일 남자 의사가 완전히 똑같은 동작을 반복했었다. 광주에 있던 여자도 똑같은 동작을 반복하는 것을 보며, 그때 나는 자율진동이 국적과 인종을 가리지 않고 몸속 치유에너지를 발현시킨다는 것을 확신할 수 있었다. 그렇게 약 1시간 정도 지나자 윤청 선생은 서서히 자율진동을 마무리했다.

사람은 상식 밖의 것을 접하게 될 때, 무서운 기분이 든다고 한다. 솔직히 나도 광주 자율진동 세미나 현장을 보면서 사람들이 격렬한 반응을 일으키는 것을 보고, '이러다가 혹시 뭔가 잘못되는 건 아닐까' 걱정스러운 기분까지 들기도 했다. 그런데 진동이 끝났을 때, 만성질환자들이 조금 전 격렬하게 몸을 떨었던 사실을 까먹어버리기라도 한 듯이, 웃고

춤추며 가벼워진 몸으로 윤청 선생에게 감사의 마음을 전하는 것이었다. 세미나는 그렇게 마무리되었다.

세미나가 끝나고 떡과 과일을 먹으면서 이야기를 나누었다. 그때 사람들의 생기 넘치는 얼굴을 보면서 '자율진동이 정말 순식간에 사람들을 변화 시키는구나' 생각했다. 왜냐하면 처음에 내가 세미나장에 들어갔을 때 봤던 사람들의 얼굴은 무표정했고 경직됐었기 때문이다.

그때 현장취재를 나온 나를 위해 체험자들이 각자의 경험을 이야기하는 시간을 가졌다. 서로 먼저 자기가 어떻게 좋아졌는지 이야기하려고 해서, 윤청 선생이 순서까지 정해줘야 할 정도였다. 그 중에서 가장 인상적인 이야기 3개만 간단하게 소개하겠다.

방광암을 치유한 조상훈 (광주 북구 운암동 68세)

조상훈 씨는 자율진동을 하고 대략 10여 개의 증상이 단번에 좋아졌다고 했다. 그 중에서 가장 인상적인 것은 바로, 쉽게 낫기 어려운 방광암이 나았다는 사실이다.

조상훈 씨는 2004년 5월에 방광 검사를 했는데, 1cm 크기의 암이 발견됐다. 2005년에 다시 검사를 받아보니 암의 크기가 2.1cm로 더 커져서, 걱정이 되어 자녀들에게도 방광암에 걸린 사실을 알렸다고 한다.

당시 자녀들은 현대 의학이 많이 발달했으니 서울 삼성병원에서 수술을 받고 치료를 하자고 했다. 하지만 서울 삼성병원에 가서 의사의 소견을 들어보니, 방광암은 재발이 잦은 병이기 때문에 전남대학교 병원에서 수술을 하고 치료를 지속적으로 받는 게 낫겠다고 했다.

조상훈 씨는 다시 고향으로 돌아왔지만, 고민 끝에 수술을 받는 것보다 민간치료를 활용해서 병을 다스리는 게 더 낫다고 판단했다. 하지만 2006년 5월에 다시 검사해보니 방광암이 3.5cm로 커져 상태가 악화되었다고 했다. 그래서 '과연 방광암을 이길 수 있을까' 걱정이 앞섰다고 했다. 방광암에 걸렸을 때는 특별한 통증은 없지만, 소변보는 게 쉽지가 않아서 불편한 점이 많다고 한다. 소변이 잘 안나오면 밤에 잠도 자주 깨서 피로가 그만큼 해소되지 않아 몸의 노화가 촉진된다.

조상훈 씨가 자율진동을 접한 건 2009년 5월인데, 자율진동을 처음 했을 때 온 몸에 막혔던 게 뚫리는 기분이 들었다 한다. 자율진동을 하고 나면 개운한 기분이 들어서 계속 했는데, 1주일이 지나가면서 소변에 검은 피가 섞여 나오기 시작했다고 한다. 처음에는 깜짝 놀랐지만, 자율진동을 하면 아픈 곳이 치유된다는 윤청 선생의 말이 있었기 때문에 방광암이 치유되는 것이라 직감적으로 생각하게 됐다. 4~5일 정도 소변에 피가 섞여 나온 후, 소변이 정상적으로 돌아왔는데, 그때부터 예전에 있던 방광암 증상이 사라졌다고 한다.

조상훈 씨는 병원에서도 치료하기 어렵다고 했던 방광암이 자율진동 덕분에 나았다고 했다.

안검하수증에서 벗어난 김정호 (화순군 능주면 38세)

김정호 씨는 개인적으로 스트레스 받을 만한 일을 많이 겪었다고 한다. 그런 일이 반복되면서 극심한 스트레스에 계속 시달렸고, 그 결과 머리가 아파지면서 안검하수증에 걸렸다.

일반적인 안검하수증은 안구 주위의 지방을 둘러싸는 격막이 약해져서 생기는데, 김정호 씨의 경우는 눈꺼풀이 아래로 쳐져서 아에 눈을 뜰 수 없었다고 했다.

한의학과 서양의학으로도 이 병을 다스리려고 해봤지만 소용없었다고 했다. 침을 약 1년 동안 맞기도 하고, 한약을 달여 먹어도 증상이 개선되지 않았다고 했다. 그래서 할 수 없이 선택한 게 보톡스 시술이었다. 눈꺼풀에 보톡스를 주입해서 눈의 신경을 바로 잡은 것이다. 이 방법은 눈꺼풀이 떠진 채로 고정되긴 했지만, 눈이 감기지 않는 부작용이 있어 고생이 많았다 했다. 한번 보톡스를 맞으면 석 달 정도는 유지된다고 한다. 그런데 눈을 뜬 상태로 있다보니, 눈에 먼지도 많이 들어가서 일을 할 수 없는 지경이었다고 했다.

정상적이던 눈이 갑자기 말을 듣지 않으면, 그 답답함은 말로 표현할 수 없다고 한다. 눈꺼풀이 제대로 움직이다가 감겨서 움직이지 않으면 그때부턴 봉사가 되는 기분이라니. 아직 앞이 안 보이는 것에 익숙지 않은 사람이 갑자기 눈이 말을 듣지 않았으니 괜찮아질 때까지 아무것도 할 수 없었다고 했다. 이런 현상이 반복되자 "이렇게 살아가느니 차라리 죽는 게 낫겠다"는 생각까지 했다한다.

자율진동은 2009년 5월부터 시작했다고 한다. 처음 한 달은 집중력이 부족해서인지 제대로 진동이 오지 않았지만 지금은 눈과 허리에 집중적으로 떨림이 생긴다고 했다. 눈과 눈꺼풀이 함께 바르르 떨리는데, 자율진동을 하고 나면 몸도 개운해지고 아침에 뻐근했던 눈 움직임이 많이 자연스러워진다고 한다.

자율진동을 하게 된 후, 눈을 뜰 수 있게 됐고 몇 년 동안 볼 수 없었던 텔레비전과 책도 봤단다. 지금은 생활에 큰 지장을 받지 않고 있다고 한다.

허리디스크를 이겨낸 이옥미 (광주시 광산구 우산동 48세)

이옥미 씨는 디스크가 매우 심했다. 2달 동안 누워서 일어나지 못했던 시절이 있을 정도로 허리 상태가 좋지 않았다고 했다. 하지만 지난 3년 간 병원에는 다니지 않고, 골반과 척추를 바로 잡는 치료를 해서 허리 상태가 많이 좋아 졌다고 했다.

그런데 얼마 전에 회사 식당에서 식사하다가 기침을 했는데, 허리 쪽 신경에 큰 자극이 가면서 바로 쓰러져 움직일 수조차 없게 됐다고 했다.

골반과 척추를 바로 잡는 치료를 하던 중 그곳에서 자율진동 세미나가 열려 자연스럽게 윤청 선생에 대해 알게 됐는데, 자율진동은 정말 특별한 경험이었다고 했다. 왜냐하면 일반 치료는 기구를 사용해서 흐트러진 골격 밸런스를 다시 맞추는 작업을 하지만, 자율진동은 그런 게 아니라 몸에 원래 있던 자연치유력을 강하게 만들어 스스로 안 좋은 부분을 바로 잡는 것이기 때문이다.

윤청 선생의 지도 하에 자율진동을 모두 세 번 했는데, 그때마다 진동이 오는 곳이 달랐다고 한다. 처음에는 예전 기공을 배웠던 경험이 있어서 몸 전체가 떨리고 손가락이 다 따로 움직였다. 두 번째는 서서 허리를 계속 빙빙 돌리게 됐고, 자리에 눕게 되면 골반을 공중으로 뜨게 만든 후 좌우로 흔들게 됐다. 이때 잘못된 연결된 뼈 부분이 스스로 맞춰지는 기분이 들었다했다. 세 번째는 입, 배, 허리, 손가락 모두에 각각 진동이 동시에 일어나는 경험을 했다고 한다.

허리 디스크로 고생해보지 않은 사람이라면 그 통증을 상상할 수 없다. 자율진동으로 나아진 것을 묘사하자면, 어딘가 아프면 몸이 개운하지 않은 느낌이 드는데, 자율진동을 하게 되면 몸이 개운해지면서 마음대로 마구 뛰어 다녀도 괜찮을 것 같은 기분이 든다했다.

이옥미 씨는 자율진동은 몸에 있던 자연치유력을 극대화시키는 것이라, 이상하고 어렵게 생각하지 말고 건강을 지키는 운동이라고 받아들이면 모두에게 도움이 될 거라고 했다.

광주 세미나 현장에 있던 모든 사람들의 이야기가 하나 같이 인상적이었지만, 그중 위의 세 사람 이야기와 아이를 갖지 못한 한을 가슴 속에 품고 지낸 아주머니의 사연이 가장 기억에 남는다. 그 아주머니는 자율진동을 하면서 서럽게 눈물을 계속 흘렸는데, 나중에 알고 보니 아이를 갖지 못한 것을 마음의 상처로 갖고 있었다.

눈물을 흘리고 나면 몸에는 신경을 안정시키는 호르몬이 분비된다. 그래서 서러웠던 것도 차분해지는데, 자율진동을 하면 심리적으로 많은 스트레스를 받고 있는 사람에게도 도움이 될 것 같다는 생각을 했다. 자율진동 광주 세미나 취재도 그렇게 마무리 됐다.

인간의 생명력을 지켜주는 위대한 에너지

사람에겐 누구나 스스로를 치유할 수 있는 에너지가 있다. 이 위대한 에너지는 동양의학계에서만 인정하는 게 아니라 서양의 전인 의학자도 그 존재를 인정하고 있다. 인간의 자연회복력은 중뇌와 피질하부의 하위 영역에서 나와 중추신경계 전반에 걸쳐 영향을 주는데, 이 에너지는 몸이 하는 모든 일에 관여하지만 아주 은밀하게 작용해서 우리는 평소 이 에너지의 존재를 알아챌 수 없다. 하지만 분명한 것은 이 에너지가 우리의 생명력을 유지시킨다는 사실이다.

생명력에 대해 평소에는 전혀 생각해본 적 없겠지만, 몇 가지 생각해 보고 넘어가자. 그러고 나면 우리 몸을 움직이는 에너지에 대해 감사한 마음을 갖게 될 것이다. 심장은 한 번도 멈추지 않고 하루에 십만 번 이상 뛴다. 심장은 평생 동안 30억 번 이상 뛰는데, 과연 이것은 어떤 힘 때문에 가능한 걸까? 또 심장은 1분에 7.5ℓ의 혈액을 이동시키고, 이 피가 전신을 도는 데 20초밖에 걸리지 않는다. 혈액 속에 있는 적혈구는 1초에 300만 개가 죽고, 그 다음 1초가 지나가는 순간에 새로운 적혈구 300만 개가 그 빈자리를 채운다. 음식을 먹으면 소화를 하는 메커니즘은 얼마나 복잡하겠는가? 췌장 세포는 매일 90%가 죽고 새로 만들어지는 일을 반복한다. 과연 이 복잡한 과정을 처리하는 힘의 원천은 무엇일까?

만약 이 모든 일을 우리 의식이 직접 해야 한다고 생각해보자. 모르긴 해도 일상생활이 전혀 불가능할 것이다. 이 페이지에 있는 글자수를 한번 직접 세어보자. 이런 것 하나 하는데도 온갖 짜증과 귀찮음이 몰려

오는데, 1초에 수명이 다한 적혈구 300만 개씩 헤아려서 없애고, 새로 만드는 일을 의식적으로 할 수 있을까? 글자수를 헤아리는 것처럼 간단한 계산조차 쉽게 틀리는 인간의 의식이, 몸에 필요한 모든 행동을 하나하나 하지 않아도 된다는 것은 정말 감사해야 할 일이다.

우리의 의식과는 별개로 작용하는 이 힘 덕분에 몸은 건강한 상태를 유지한다. 인간의 생명력을 지키는 이 힘은 뇌를 이용해서 세포단위에서 몸 전체에 이르는 수백만 가지의 기능을 자동으로 처리한다. 심장을 움직이고, 음식을 소화시키고, 세포를 재생하고, 심지어 유전자를 구성하는 등 모든 일을 한다. 우리는 이런 과정에 대해 잘 알지 못하지만 이 에너지 덕분에 매일 건강하게 살 수 있다.

이 글을 읽기 전에 몸속에 있는 위대한 에너지에 대해 인식하지 못했겠지만, 몸을 유지시키는 힘을 어떻게 활성화 시킬 것인가에 따라 인간의 건강은 완전히 달라질 수 있다.

기적을 일으키는 자연치유력

몸을 치유하는 에너지를 뭐라고 불러야 할지 솔직히 잘 모르겠다. 기수련을 하는 사람에겐 그 에너지가 기(氣)가 될 것이고, 종교적인 믿음으로 자연치유력을 극대화시킨 사람에겐 절대자가 준 선물일 수도 있다. 사람에 따라 느끼는 방식은 모두 다르겠지만 중요한 것은 이 에너지가 누구에게나 있다는 사실이다.

미국의 척추 전문가 조 디스펜자(Jeo Dispenza)도 자연치유로 치명적인 부상에서 기적처럼 회복한 경우다. 그는 자전거 대회에 참석했다가 자동차와 부딪쳐 척추가 찌그러지는 부상을 당했다. 척추에 철심을 끼워 넣지 않으면 등뼈가 완전히 부서질 것이고, 심하면 하반신마비로 평생 살게 될 거라는 판정을 받았다. 설령 운이 좋아 자연치유로 낫는다고 하더라도 6개월 이상의 시간이 필요하다는 말까지 들었다.

하지만 그는 금속막대 삽입 수술을 받지 않기로 했다. 그는 자신이 척추 전문가이기도 했지만, 몸에 있는 자연치유력의 존재를 믿었기 때문이다. 그는 회복을 방해하는 두려움이나 의심도 버렸고, 음식도 생식으로 조금만 먹었다. 그리고 몸에 있는 자연치유력이 강해지도록 모든 신경을 집중했다. 수백 장의 건강한 척추사진을 보면서, 마음속으로 자신의 척추가 완벽한 모습으로 회복되도록 집중했다.

자연회복력에 의지한 방법만으로 6주가 지나면서 침대에서 움직일 수 있었고, 8주가 지나자 맨땅을 기어 다니게 됐다. 9주가 지나자 정상적으로 앉을 수 있게 됐고, 10주가 됐을 땐 정상적인 생활이 모두 가능하게 됐다. 그리고 12주가 지나면서는 다치기 전에 할 수 있었던 모든 활동들이 가능하게 됐다.

조 디스펜자의 경험담을 특수한 경험 혹은 기적이라고 얘기하면 우리는 중요한 사실을 놓치는 것이다. 어떤 사실의 원인과 결과를 이해할 수 있다면 그것은 더 이상 기적이 아니라 누구에게나 일어날 수 있는 일이 되기 때문이다.

자연현상을 한번 예로 들어 보겠다. 요즘 사람들 사이에 〈선덕여왕〉

이라는 드라마가 인기다. 선덕여왕을 보면 자연현상의 하나인 일식(日蝕)이 나온다. 다들 잘 알다시피 일식은 태양이 달에 의해서 가려지는 자연현상이다. 그런데 옛날에는 일식을 '임금이 덕이 없어 나라에 어두운 기운이 스미는 것'으로 이해했다.

그런데 만약 이 일식을 옛날 사람들에게 '태양과 달, 지구가 일직선상에 위치하면서, 일시적으로 태양이 달에 의해 가려지는 현상'이라고 했다면 과연 옛사람들이 이 말을 믿었을까? 당시 사람들에겐 이런 설명은 상식에 어긋난 것이었기 때문에 사실을 말해도 아마 코웃음 쳤을 것이다. 그런데 사실은 어떤가? 요즘 사람들은 일식이 단순한 자연현상이라는 것을 누구나 다 알고 있다.

자연치유력도 이와 비슷하다. 사람들이 자연치유의 엄청난 힘에 대해 알지 못하면 당연히 그에 대해 의심하고 믿지 않을 것이다. 요즘 사람들의 상식으론 아플 때 병원치료를 받는 게 답이라 생각하기 때문이다. 그래서 상식에서 벗어난 것은 믿기 쉽지 않다. 그렇기 때문에 자연치유로 난치병을 고친 사람들이 수없이 많다고 하더라도 잘 믿지 않는다.

하지만 시간이 흘러 자연치유력의 위대한 힘이 모든 사람들이 이해할 수 있도록 설명되는 순간이 온다면 어떻게 될까? 일식(日蝕)에 대한 이해가 달라진 것처럼, 그때는 아마 자연치유력에 대한 사람들의 평가가 완전히 달라질 것이다. 그때가 되면 자연치유력을 믿지 않는 요즘 사람들을 어리석다며 웃을지도 모르겠다. 그러니 상식 밖이라고 무조건 허구라 생각하지 말자.

자연치유력을 경험한 사람들의 공통점

자연치유력으로 난치병을 이긴 사람들의 예를 살펴보면 일정한 공통점이 있다는 사실을 알 수 있다. 달리 말하면 그 공통점을 그대로 따라하기만 하면 누구나 다 자연치유로 질병을 극복할 수 있다는 말이다. 조 디스펜자는 자신의 책《꿈을 이룬 사람들의 뇌》에서 자연치유력으로 질병에서 벗어난 사람들의 4가지 공통점을 수록해 두었는데, 그 내용은 다음과 같다.

몸에는 위대한 자연치유력이 있다

자연치유로 질병을 이겨낸 사람들은 자신 안에 존재하는 고차원적 에너지를 믿었다. 이 책을 읽는 순간에도 뇌와 신경에는 10만 번 이상의 화학 전기반응이 일어난다. 그렇다면 여러 가지 행동을 동시에 할 때는 몇 번의 화학반응, 전기반응이 일어날까? 아마 세는 것도 불가능할 정도일 것이다. 또 우리 몸에 세균이 침입해도 몸은 어떻게 싸워야 하는지 알고 있다. 이런 것들이 모두 우리 안에 존재하는 에너지 덕분에 가능한 것이다. 자연치유로 질병을 이겨낸 사람들은 이 힘의 존재를 믿고 가까이하면 마음먹은 대로 몸을 치유할 수 있다는 사실을 알았다.

생각과 현실은 이어져 있다

'모든 일은 마음먹기 달렸다'는 말을 한다. 그런데 많은 사람들이 이 의미를 정확히 알지 못하고 사용하는 것 같다. 사람은 생각을 하면 뇌에서 신경화학물질이 분비된다. 무슨 말이냐 하면, 행복한 생각이나 긍정적인 생각을 하면 뇌는 기쁨과 흥분을 일으키는 화학물질을 분비한다. 그러면 정확히 인지하진 못하더라도 몸은 즐거운 상태가 되어 있다.

방긋방긋 웃는 아이의 모습을 상상하거나, 건강하신 부모님과 사랑하는 애인의 모습을 상상해보자. 이들의 이미지를 머릿속에 떠올리는 것만으로도 우리의 몸 상태는 이미 달라져있다.

자연치유를 경험한 사람들이 병에 걸린 이유는, 이들 대부분이 지난 10년 동안 걱정, 슬픔, 분노, 같은 감정의 고통에 시달렸기 때문이다. 이런 고통스러운 생각이 몸을 질병상태로 만든 것이다. 그래서 평소에 몸이 건강해지도록 긍정적인 사고를 하면 자연치유에 보탬이 될 수밖에 없다.

지속적으로 반복한다

한번에 모든 치유의 기적이 일어나진 않는다. 57 페이지에 나오는 사람의 경우를 보면 알 수 있듯이, 기적이라 부를 만한 치유가 일어날 때까지 꾸준히 반복 연습하는 자세가 필요하다.

건강서 작업을 하면 많은 독자의 상담 전화를 받게 된다. 그런데 몇몇은 증상완화가 빨리 나오길 조급하게 기다린다. 한두 번 해보고 "이 방법은 나에게 맞지 않아"라고 하거나, "역시 거짓말이었어"라고 생각한다.

하지만 몸이 변하는 데는 대체로 석 달의 시간이 필요하다. 몸을 구성하는 세포가 삽시간에 생겼다가 없어지는 게 아니기 때문이다. 하지만 조급증에 걸린 사람들은 충분한 시간을 참고 할 인내심이 없고, 잠깐 해

보고 그만둔다. 하지만 자연치유력을 경험한 사람들은 오랜 시간 꾸준히 반복해서 결과를 얻은 경우가 대부분이다.

경험자들의 이야기를 믿는다

자연치유를 경험한 사람들은 비슷한 질병으로 고생했던 사람의 이야기를 믿었다. 그래서 "저 사람이 나았다면 나도 괜찮아질 수 있어"라고 생각한다. 그리고 그 사람이 했던 방식과 최대한 비슷하게 꾸준히 반복한다. 이런 믿음을 갖고 시작하면 생각도 긍정적이고 생산적으로 작용하기 때문에 자연치유의 기적을 경험할 수 있다.

진동의 치유 원리

앞서 진동(움직임)이 우리 몸에 좋다는 것은 간단하게 언급했다. 그렇다면 이 진동이 어떻게 우리 몸을 치유하는지 궁금할 것이다. 그런데 알고 보면 그 원리는 의외로 간단하다.

몸에 있는 혈액처럼 자연치유력도 일정한 흐름에 따라 몸 안을 이동한다. 그런데 이런 이동 경로에 질병이나 이상이 생기면 흐름이 원활하지 않게 되어 진동이 생긴다.

이것을 비유적으로 이해해보자. 어린시절 수도 호수를 이용한 물장난을 누구나 다 해봤을 것이다. 단순히 수도꼭지를 돌려 물을 틀어 놓으면 물은 조용히 나오지만, 호수 끝을 손으로 꼭 누르면 물살은 갑자기 세게 나온다. 그렇게 물살을 세게 만들어서 친구의 옷을 적시기도 했다. 손끝으로 호수를 꾹 누르면 거기에는 에너지의 흐름이 바뀌면서 진동이 생긴다. 이 진동이 막힌 것을 바로 잡는다.

이렇게 공간이 작아지면서 에너지의 흐름이 빨라지는 것을 어려운 말로 '베르누이의 원리'라고 하는데, 겨울에 작은 문틈으로 세고 강한 황소바람이 들어오는 것도, 소방 호수가 물을 멀리 뿜어내는 것도 다 이 원리 때문이다. 알다시피 황소바람이 문틈으로 들어올 때면 창문은 부르르 떨리고, 심하면 깨질 것처럼 요란하다. 소방호수는 물을 뿜어낼 때 워낙 진동이 심해서 두 손과 겨드랑이로 확실히 고정하지 않으면 물이 멋대로 뻗어나간다. 이 모두가 좁아진 부분에 진동에너지가 강해서 생기는 현상이다.

그렇다면 몸에 이상이 생겨 에너지의 흐름이 원활하지 않은 곳이 있다면 어떻게 될까? 우리가 흔히 기가 막힌다고 표현하는데, 에너지의 흐름이 막혀버리면 그곳의 흐름은 원활하지 않게 된다. 그때 치유 에너지가 들어가면 황소바람이 들어오는 것처럼 갑자기 빨라지고 움직임이 생긴다. 이 움직임이 반복되면서 몸이 떨리고 치유되는 것이다.

앞서 언급한 것처럼 자율진동을 하는 사람들의 의식은 말짱하다. 정신을 잃거나, 최면에 걸린 게 아니다. 지극히 정상이다. 다만 몸에서 일어나는 자연치유력의 흐름이 강해지면서, 각자 몸에 이상이 있는 곳에 뚫림 현상이 나타나는 것이라 자신이 의도하지 않은 움직임이 나타나는 것이다. 자율진동 현상이 나타나는 장면은 솔직히 이상해 보이지만 자율진동의 원리는 매우 과학적이고 합리적이다.

믿음의 힘

《시크릿》이라는 책이 2008년 사람들 사이에 크게 유행했다. 이 책의 핵심 내용은 '믿으면 이루어진다' 이다. 하지만 믿으면 어떻게 현실로 나타나는지 그 이유는 명확하게 나와 있지 않다. 다만 그와 비슷한 경험을 한 유명한 사람들이 나와서 내용의 설득력을 높여주고 있을 뿐이다.

이런 이유 때문에 사람들에게 허술한 내용의 책이라는 평가를 받기도 했다. 하지만 믿으면 원하는 것을 얻을 수 있다는 말은 개인적으로 사실이라고 생각한다. 예전에 나의 스승님이 시크릿이 출간되기 전에 이와 똑같은 말씀을 해주셨기 때문이다.

스승님은 현재(2009) 프로야구단 SK 와이번스의 감독을 맡고 있다. 당시는 일본의 프로야구단 치바 롯데 마린스의 코치로 근무 중이었는데, 일본으로 출국하기 바로 전 나에게 "믿으면 원하는 거 다 얻을 수 있어"라고 말씀을 했다.

당시 나는 스승님의 말씀에 토를 달지 않았지만, '믿으면 원하는 걸 얻을 수 있다는 말이 과연 사실일까? 라고 생각했다. 하지만 스승님뿐만 아니라 여러 사람들이 비슷한 말을 일관되게 하고 있다는 것은 그 말이 사실이란 걸 의미한다. 그래도 그 의문은 풀리지 않았다. 그런데 '진심으로 믿으면 원하는 것을 얻을 수 있다' 는 게 사실이라는 실마리를 이 책《윤청, 기적의 자율진동법》을 보고 찾았다.

책을 보면 poission(불어 물고기) / poison(영어 독) 이 두 단어를 잘못 이해해서 구토와 통증에 시달렸던 스위스 청년 이야기가 나온다. 이 청년은 호수 옆 맑은 물을 떠 마셨는데, 푯말에 poission라고 적인 글자를 봤다. 청년은 이 단어를 독(毒)이라고 잘못 이해했고, 실수로 독이 든 물을 마셔버렸다고 믿어버렸다. 독을 먹었다고 강하게 믿어버렸기 때문에 몸에도 구토와 통증이 나타난 것이다. 그런데 의사가 와서 청년에게 poission(물고기) 푯말의 의미를 설명해주자 청년은 구토증상도 없어지고 바로 깨끗이 나았다.

도대체 어떻게 이런 일이 가능할까? 원래 자율신경계는 우리의 마음대로 움직일 수 없다. 하지만 이렇게 강하게 믿어버리면 대뇌피질의 생각이 자율신경계에 전달되어 그에 맞는 반응이 나타난다. 강하게 믿고 '이건 현실이야' 라고 생각하면 그대로 몸이 반응하고 움직이는 인체의 메커니즘은 정말 신기하지 않은가?

일반 독자라면 어떤 원리로 자율진동이 치유를 일으키는지 이것보다 더 구체적으로 알 필요는 없을 것이다. 오히려 이런 사실을 아는 것보다 정말 중요한 것은, 우리가 믿음을 어떻게 활용해야 할 것인가이다. 앞서 설명한 것처럼 사람에겐 모두 아픈 곳을 자연적으로 치유할 수 있는 강력한 에너지가 있다. 어떤 사람은 이 에너지를 믿고 몸을 맡겨서 병원도 치유하기 어렵다는 난치병을 이겨내기도 한다. 하지만 어떤 사람은 자신이 이해할 수 없다며, 이런 에너지의 존재 자체를 부정해버린다. 어떤 사람이 훨씬 더 생산적이고 생활에 이득이 될까?

이 책을 읽는 독자라면, 몸에 있는 자연치유의 힘을 믿고 자율진동을 해서 우리가 평소 알지 못했던 에너지가 있다는 것을 경험해보길 바란다. 자율진동에 몸과 마음을 맡겨보자.

contents

Part 05 자율진동을 통한 치유사례

Part.1

자율진동의 기적을
체험한 사람들

자율진동의 기적을
체험한 사람들

휠체어댄스로 새로운 인생을 살게 되다
— 김용우, 스포츠선수

 윤청 선생님과의 인연은 벌써 10년 전으로 거슬러 올라갑니다. 97년 캐나다 유학당시에 교통사고로 척수손상으로 하반신 마비라는 판정을 받고 치료를 받았습니다. 재활훈련을 마치고 한국으로 돌아와 사고후 유증을 치료하려고 침·뜸·수기요법·기 치료 등등 여러 가지 방법들을 시도했습니다.

 나에게 맞는 치료방법을 찾아 헤매던 중 우연히 서점에서《고차원 치료 능력자들의 세계》라는 책을 사게 됐는데, 우리나라를 비롯해 여러 나라의 놀라운 능력을 가진 사람들이 소개 되어 있었습니다. 그중에 자율진동 윤청 선생님의 소개글을 보다가 진동으로 온 몸을 치료한다는 글을 보고 무척 놀랐고 나에게 필요할 것이라는 생각이 들었습니다.

그 책을 읽기 전에 치료를 위해 기수련을 하다가 자발동공의 현상을 경험했는데, 그때 그 경험이 내 치료에 도움이 된다는 것을 느꼈습니다. 그런데 그 자발동공이라는 것이 내가 원한다고 해서 필요할 때마다 나오는 것이 아니더군요. 그래서 잊고 있다가 윤청 선생님의 자율진동의 효과와 소개 글을 보고 곰곰이 생각하며 잠이 들었던 그날 밤 예상치 못한 진동 현상이 나타나면서 몸이 매우 시원해지는 경험을 하게 됐습니다. 얼마 후 책의 저자인 윤청 선생님께 전화를 드리고 부모님과 함께 자율진동 세미나에 참석하면서 선생님과 만나게 됐습니다.

윤청 선생님의 첫인상은 힘과 자신감이 넘치면서도 따뜻한 인정을 느끼게 하는 분이었습니다. 잠시 후 다른 분들도 세미나에 들어와 자리 잡고 앉았습니다. 세미나를 시작하고 선생님의 지도로 모두 진동을 하기 시작했습니다. 저도 윤청 선생님의 말씀대로 하다 보니 손과 팔부터 시작해서 몸 전체로 진동을 하면서 팔, 다리, 온몸을 털고 비틀게 됐습니다. 스트레칭과 호흡이 자연스럽게 나오면서 약 40여 분 간 움직였습니다. 온몸이 땀으로 흠뻑 젖을 정도로 진동을 하고나니 온몸이 날아 갈 것처럼 시원한 기분이었습니다. 사고로 마비가 되어서 항상 뻐근하고 무겁고 통증이 있던 엉덩이와 골반, 다리 등이 그렇게 시원할 수가 없었습니다.

물론 그렇게 한 번의 진동으로 모든 증상이 완전하게 나은 것은 아니지만, 계속 세미나에 참가하고 집에서 혼자 진동을 하면서 조금씩 통증이 줄어들고 몸도 좋아진다는 걸 느낄 수 있었습니다. 진동을 통해서 스스로 몸을 관리할 수 있다는 것이 저로서는 큰 변화였습니다.

어떤 때는 온몸을 진동하기도 하고, 어떤 때는 다리와 골반을 중심으로 진동을 해서 통증을 완화시키는가 하면, 어떤 때는 복부를 중심으로 진동이 일어나서 평소 장운동이 원활하지 못해서 고생하던 일도 해소됐습니다. 잘 몰랐던 곳에 기운이 작용하면서 운동해주고, 소통시켜 주면서 교통사고 후유증으로 고생하던 몸 상태가 조금씩 좋아졌습니다. 무엇보다 다른 사람에게 의존하지 않고 스스로 관리할 수 있게 되었으니 얼마나 다행스러운 일입니까.

자율진동을 통해서 몸도 많이 좋아 졌지만, 간혹 내면에 쌓여 있던 감정의 찌꺼기들도 해소 하는 진동이 나오기도 했습니다. 자율진동 세미나에 계속 참가하던 어느 날 가슴속에서 가득 차오르는 울분과 답답함을 느끼면서 마치 산에서 외치듯이 큰 소리를 내지르기를 반복하게 됐습니다. 그러다 보니 가슴이 시원해지고 하반신 마비의 장애로 인한 억울하고 답답한 감정의 찌꺼기가 사라져 가는 것을 느낄 수 있었습니다.

그 후로도 자율진동 세미나를 참가할 때마다 온몸을 진동하며 소리 지르기를 반복하다보니 몸도 마음도 많이 편해졌습니다. 그러기를 몇 년 하다 보니 격하게 일어나던 진동도 잔잔하고 편하게 일어나고 소리를 내지르던 것도 없어졌습니다. 진동 후에는 몸과 마음이 편안해 지고 마치 명상에 들어간 것처럼 스스로의 내면을 바라보기도 하면서 장애로 인한 내면의 상처와 잃어버렸던 자신감과 내 자신을 찾는 계기가 되기도 했었습니다.

진동을 하면서도 하반신 마비로 예전처럼 걸을 수는 없었지만, 하반신 마비 후 영원히 잃어버렸다고 생각한 남성으로서의 기능은 사고 전처럼 완전히 회복했습니다. 저는 이것만으로도 기적이라 생각하고 있습니다. 무엇보다 자율진동을 하면서, 내가 스스로 몸을 관리하고 조절하면서 장애로 인한 마음의 벽을 넘을 수 있었다는 게 정말 자랑스럽습니다.

그 후 치료에만 매달리던 시간을 뒤로 하고 사회로 나서게 되었고 휠체어댄스 스포츠라는 것을 접하게 됐습니다. 저는 우리나라 최초의 선수이면서 이제는 아시아대회 5연패 선수이자, 세계 4위라는 실력을 쌓은 선수가 되었습니다.

춤이라는 예술을 장애로 휠체어를 타는 몸으로 생각하고 표현한다는 것이 결코 쉽지 않지만, 자율진동을 통해 몸과 마음의 벽을 넘어서고 나니 오히려 즐거운 모험으로 느낄 수 있었습니다. 나중에는 오히려 그것을 즐기면서 내 안에 피워내지 못했던 감정들을 표현해서, 나의 인생을 개척해 나갈 수 있는 힘이 되었습니다. 그리고 나의 이런 도전이 다른 장애를 가지신 분에게도 춤을 출 수 있는 길을 열어주었습니다.

휠체어댄스 스포츠 선수생활과 보급활동을 하는 것은 쉽지 않았습니다. 여러 가지로 힘이 들고 지친마음이 생길 때마다 자율진동으로 스스로를 관리하면서, 신념과 자신감으로 재무장해 고비마다 찾아오는 어려움들을 넘을 수 있었습니다.

자율진동은 우리 몸에 누구나 가지고 있는 생명의 기운을 이용하는 것입니다. 자신의 병을 이겨내겠다는 믿음이 있고 윤청 선생님의 도움을 받으면 더 잘 나타납니다. 그러면 막히고 비틀리고 쌓여있던 것들을 뚫어내고 바르게 하고 씻어냄으로써 우리 몸의 기능을 정상으로 돌려주는 것이라고 생각합니다.

대부분의 사람들이 몸에 이상이 생기면 다른 사람들에게만 의지 합니다. 하지만 외부적인 치료와 함께 자율진동을 병행하면 자연치유력을 더 높일 수 있어서 더욱 효과적이지 않나 생각합니다. 자율진동을 신비하고 비밀스러운 기(氣)라고 받아들이지 말고 누구나 가지고 있는 생명력과 자연치유력의 발현이라고 보면 훨씬 더 받아들이기 쉽다고 생각합니다.

자율진동은 스스로의 의지와 노력에 의해 자신의 의식과 무의식에 내재되어 있던 정보에 의해, 몸과 마음의 부정적인 부분들을 바르게 하고 기능을 높이는 방법이며 좋은 운동법입니다.

윤청 선생님의 자율진동이 놀라운 방법이기도 하지만 그 분이 가지신 인간적인 정과 감성은 세미나에 참가하시는 분들의 마음을 열어서 희망과 용기를 갖게 합니다. 그것이 어쩌면 자율진동 보다 더 큰 힘이 아닐까 생각해보며 이글을 통해 감사의 마음을 전합니다.

8년 만에 불임을 극복하고 내 품에 안은 복덩이

— 성미하, 천안 거주

내 품에서 새근거리며 자고 있는 소은이를 보고 있으면, 만약 천사의 모습을 볼 수 있다면 바로 소은이가 자고 있는 모습이 아닐까 생각한다. 소은이는 결혼한 지 8년 만에 온갖 고생 끝에 낳은 소중한 보물 같은 아이다.

나는 처녀 때부터 아기만 보면 일단 안고 볼 정도로 아기에 대한 애정이 보통 아니었다. 그래서 결혼과 동시에 아기를 가지려고 노력했지만 결혼한 지 6개월이 지나도록 아이를 갖지 못했다. 혹시 문제가 있는 것인가 싶어서 동네 산부인과에 갔다. 그때 우리가 거주하던 천안의 동네 산부인과에서는 나에게 '배란장애'가 있다고 했다.

처녀 때부터 생리불순으로 고생해서 한약까지 지어먹었던 기억이 갑자기 떠올랐고, 혹시라도 임신을 할 수 없는 것인지 겁이 덜컥 났다. 그래서 병원에서 시키는 대로 배란유도제를 꾸준히 먹었다. 그럼에도 임신은 되지 않았고 그럴수록 아이를 갖고 싶다는 열망은 점점 더 커져만 갔다.

"아이를 가르치는 것이 스트레스일 수 있어, 그만 둬."

남편은 내가 당시 학원에서 아이들을 가르치고 있는 것 때문에 힘이 들어서 아기가 생기지 않는다며 학원을 그만 두라고 했었다.

남편이 직장을 서울로 옮기자 나도 천안에서 서울에 있는 학원으로 일자리를 옮겼다. 동료학원 선생님들은 곧잘 말썽 부리는 학원생들을 얄밉다고 투덜거렸지만, 아이를 갖지 못하는 내 입장에서는 말썽장이 아이라도 좋으니 제발 내 아이가 하나 생겼으면 하는 마음이 간절했다. 이런 나의 마음을 누가 알아주랴.

익히 내 사정을 알고 있던 선생님 한 분이 불임클리닉으로 유명한 강남의 C산부인과를 적극 추천해주면서, 요즘 세상에 불임은 별 문제가 아니라고 말해줬다. 그 말을 하면서 손도 잡아주었는데, 어찌나 큰 위로가 되든지 눈물이 나오는 걸 억지로 참았었다.

C산부인과에서도 나에게 배란장애가 있다고 했다. 의사는 최근 여러 가지 요인으로 불임인 사람들이 많지만 너무 걱정하지 말라고 하셨다. C산부인과에서는 시험관 아기 시술을 해보자며 권유했고 남편과 의논한 끝에 시험관 아기를 시도해보기로 결정했다.

간호사는 나에게 "절대적 안정을 취하면서 배를 따뜻하게 해주라"며 몇 번이나 다짐하듯이 말했다. 하지만 첫 번째 시험관 아기는 건강하게 착상하지 못했다. 머리가 텅 빈 것처럼 아무 생각이 나질 않았다. 남편은 나에게 더 이상 결과에 대해서 물어보지 않았다. 병원에서 집으로 돌아올 때까지 꽤 먼 거리였는데 남편과 나는 서로에게 한마디도 주고받지 않았다.

집으로 돌아와 화장을 지우다가 세면대 수도꼭지를 틀어놓고 실컷 울었다. 내가 왜 이런 고통을 당해야만 하는지 대상없는 원망의 감정을 쏟아냈다.

두 번째 시험관 아기도 실패했다. 아기의 순탄한 착상을 기다리다, 배를 움켜쥐며 핏빛으로 물든 내 모습을 볼 때 그 절망감이란 당해보지 않은 사람은 알 수 없을 것이다.

"여보, 미안해..." 나는 더 이상 말을 잇지 못했다. 하지만 남편은 나를 꼭 안아 주었다. 차라리 나에게 싫은 소리라도 해주면 좋으련만, 남편의 자상한 태도가 나를 더 힘들게 했다. 전부 나 때문에 벌어진 일이라 생각하니 시어른들의 얼굴을 대하는 것조차 죄송스러웠다. 그러나 시어른들께서는 내가 혹시라도 서운해할까봐 나를 만나도 일절 아이에 관한 이야기를 하시지 않으셨다. 그럴수록 내 몸이 부실해서 아기를 갖지 못하는 것 같아서 스스로를 죄인처럼 느끼게 됐다.

아기를 갖는 것을 실패할 때마다, 냉장고 한편에 남아 있는 시어머니가 지어준 보약과 친정어머니가 아무도 모르게 내 손에 쥐어주었던 아기가 생긴다는 부적이 머릿속에 떠올랐다. 이런 것들은 내 기분을 더 우울하게 만들었다. 별의별 방법을 다 사용해도 아기가 생기지 않자, 내 자신을 원망하며 아기 갖는 것을 결국 포기하기에 이르렀다.

그러던 어느 날이었다. 그날따라 퇴근시간보다 일찍 돌아온 남편이 자율진동에 관한 이야기를 꺼내면서 나보고 윤청 선생님을 만나보자고 했다. 남편의 이야기를 들으면서 '이 사람이 나보다 아이를 더 원하고 있었구나' 라는 생각이 들었다.

하지만 남편의 이야기가 말도 안 되는 소리처럼 들렸다. 불임으로 유명한 산부인과에서도 실패를 했는데, 도대체 무슨 소리를 하고 있는 거냐고 말하고 싶었다. 하지만 너무 진지하게 말하고 있는 남편을 보니 그런 용기가 나지 않았다. 나는 반신반의하면서 남편을 따라 윤청 선생님을 만나러 가게 되었다. 그렇게 나와 자율진동의 인연은 시작되었다.

자율진동을 하고 3개월이 되던 날부터 내 몸이 달라지기 시작했다. 거무스레하던 생리빛깔이 곱디고운 선홍색으로 나오더니 불규칙적이던 생리가 한 달도 거르지 않고 규칙적으로 나왔다. 몸상태가 달라진 것을 눈으로 직접 확인하게 되자, 이번에는 진짜 좋은 일이 생길 것 같은 예감이 들었다. 내가 그렇게 원했던 아기를 가질 수 있다는 생각이 들었다. 그래서 나와 남편을 닮은 아기의 모습을 구체적으로 그리면서 자율진동에 임했다.

나는 자율진동을 할 때 유독 복부진동이 강하게 왔다. 그리고 윤청 선생님은 "미하야, 쌍둥이 낳아라." 는 기도와 특별한 배려를 잊지 않으셨다. 특히 선생님 댁에 갈 때마다 먹고 싶은 것이 있으면 말해보라며 친정엄마처럼 챙겨주셨다. 자율진동을 하러다니면서 나는 자신감이 생기고 내가 배란장애로 아이를 못 갖는 여자라는 생각에서 빠져나오고 있었다. 이 부정적인 생각에서 벗어난 것도 대단한 성과였다. 집에 와서도 나는 매일 1시간씩 꾸준히 자율진동을 했었다.

그러던 중에 생리가 나오지 않아서 이번에도 생리불순인가 여겼는데 아니었다. 내 몸에 기적이 일어난 것이었다. 반드시 불임을 극복할 수 있다는 확실한 신념을 가지고 자율진동에 임했던 것이 나를 이 세상에서 가장 행복한 임산부로 만들어 준 것이다. 임신이 된 것을 알았을 때 정말 세상을 다 얻은 것 같았다. 이 기쁜 소식을 친정엄마보다 윤청 선생님께 먼저 알려드렸다.

그 후로 우리 부부는 자율진동의 마니아가 되었다. 자율진동은 한번만 하게 되면 스스로도 진동을 할 수 있어 참 편하다. 장소를 가리지 않아 더욱 부담이 없다. 현재 소은이를 키우느라 체중이 부쩍 늘어 다이어트를 위한 자율진동을 하려던 참에, 소은이의 안부를 묻는 윤청 선생님의 전화가 걸려왔다. 내게는 친정엄마처럼, 소은이에게는 외할머니처럼 따뜻한 정을 주시는 윤청 선생님께 이 자리를 빌려 다시 한번 감사하다는 말을 하고 싶다.

내가 불임을 극복하려고 한창 윤청 선생님을 만나러 다닐 때, 함께 다녔던 부산에서 왔다는 언니도 불임을 극복하고 10년 만에 쌍둥이 엄마가 되었다. 약수동에 살던 모 대학교수 부인은 7년 만에 아기를 가졌는데 남편 되시는 분이 너무 기뻐서 하늘에 떠있는 둥근 달을 보면서 "나, 아기 아빠가 된다."고 고래고래 소리쳤다고 들었다. 나의 불임극복 체험담이 아기를 갖지 못해 고민하는 부부들에게 희망의 메시지가 되기를 기원한다.

자율진동으로 입시 스트레스에서 건진 내 딸
― 송미자, 안산 거주

미국에서 방학을 지내기 위해 한국으로 오고 있는 딸아이를 마중하러 인천 공항으로 가는 중이다. 수영이가 우리 곁을 떠나 미국유학생활을 한지도 벌써 두해가 지나갔다. 사람들은 나만 보면 "수영이를 잘 키워서 비행기는 실컷 타겠다"며 늘 부러워했다. 특히 글로벌시대가 도래하고부터 우리 동네에서는 수영이가 '엄친딸'의 대명사로 불리고 있다.

교육에 극성인 엄마들은 날보고 수영이에게 어떤 교육을 시켰는지, 좋은 방법이 있는지 이것저것 자세하게 묻기까지도 한다. 하지만 교육법에 대해서는 특별한 답이 없어 그럴 때마다 그저 빙긋 웃는 것으로 답을 대신한다.

정말인데 사람들은 내가 마치 비법을 숨기는 것처럼 느꼈는지 꽤나 안달하는 것 같다. 하지만 '극성 교육' 대신 우리 부부가 수영이한테 커다란 선물을 준 것은 사실이다. 바로 수영이를 바로 윤청 선생님과 만나게 해준 것이다. 특히 수영이를 오늘날 사람들이 부러워하는 '공부의 신(神)'으로 자리하게 해준 것은 자율진동이 일등 공신 역할을 톡톡히 했다.

인천공항을 코앞에 두고 차창으로 들어오는 바람 냄새가 힘들었던 과거를 생각나게 했다. 수영이는 유치원 때부터 고3 때까지 잔소리 한 번 하지 않아도 엄마 말을 잘 따라주던 착하고 정겨운 아이였다. 게다가 공부도 전교에서 몇 등을 기록할 만큼 장래가 촉망되던 우등생이었다.

그래서 수영이가 내 딸이라는 사실이 나는 너무나 자랑스럽고 고맙기까지 했다. 그러던 어느 날 대학 입시를 몇 달 남겨두고 수영이가 이상해지기 시작했다. 모의고사 성적이 형편없이 떨어지더니 3학년 2학기 내신 성적도 반에서 중간 이하로 나왔다. 분명 시험기간이라고 책상 앞에 앉아 밤을 새우는 것을 보았는데 믿어지지가 않았다.

갑작스럽게 낮아진 아이의 성적에 너무 기가 막혔지만 집에 돌아온 아이와 대화를 시도했다. "수영아, 요즘 무슨 일이 있니? 시험이 코앞으로 다가왔는데, 요즘 갑자기 성적이 크게 떨어져서 엄마가 걱정이구나."

하지만 수영이는 별 대답조차 하지 않았다. "엄마가 걱정이 돼서 그래, 도대체 너 왜 그러는 거야?" 그래도 아무 대답이 없었다. 그러자 나도 답답한 마음에 열이 받아 아이에게 화도 내보았다. 그래도 수영이는 반응이 없었다.

수영이는 내 딸이기도 했지만, 다시 태어난 내 인생이기도 했다. 그래서 내가 집안 사정상 할 수 없었던 것을 수영이에겐 다 해주고 싶을 정도로 소중한 아이었다. 그런데 갑자기 내 딸이 갑자기 이상해진 것 같아 매우 걱정스러운 마음이 들었다.

수영이를 추스르기 전에 엄마인 내가 죽을 것만 같았고 미쳐버릴 것만 같았다. 하지만 똑똑하고 야무진 내 딸 수영이를 놔두고 나는 죽을 수도 미칠 수도 없었다. 수영이와 함께 전교 석차를 다퉜던 아이들은 저마다 원하는 대학에 원서를 내느라 한창일 때 나와 수영이는 유명하다고 소문난 의사들을 찾아 다녀야만 했다.

하지만 수영이의 상태는 좀처럼 좋아지지 않았다. 무엇이 우리 아이를 저 지경까지 몰고 갔는지 원인조차도 찾기 어려웠다. 병원에서는 입시 스트레스를 극도로 심하게 받았기 때문이라고 했지만, 부모로서 단 한번도 아이에게 힘든 짐을 지게 하지 않았다.

병원치료를 받아도 예전 같지 않은 아이는 나와 함께 있어도 마치 다른 시간 속에서 있는 사람처럼 무어라 중얼대다가 혼자 웃다가 울었다.

당시 수영이가 또렷하게 했던 소리는 "죽고 싶다."는 말밖에 없었다. 아이가 그렇게 말 할 때마다 이게 꿈이었으면 싶어서, 내 팔을 수천 번 꼬집어봤지만 시퍼렇게 멍든 자국이 꿈이 아닌 참담한 현실임을 깨닫게 해주었다.

밤마다 묵주를 손에 쥐고 하느님께 '그 어떤 십자가도 좋습니다. 하지만 주님, 수영이를 살려주세요.' 라고 빌고 또 빌었지만 하느님께서는 내 기도에 답해주시지 않았다.

"수영이 스스로가 갇혀져 있는 공간 속에서 빠져나와야만 할 것 같다"며, 대체의학으로 줄곧 외길을 걸어온 수영 아빠가 윤청 선생님의 자율진동을 권했다. "퇴마 스님한테 가면 어떨까요?" 답답한 나머지 나는 이게 최후의 방법이라고 생각했다. 하지만 크리스찬인 우리가 믿음을 저버린다는 것은 마지막 희망도 버린 것이라는 수영 아빠의 반대에 부딪쳐 퇴마승을 찾는 것은 포기할 수밖에 없었다.

뒤늦게 알게 된 것인데 이미 수영 아빠가 나 몰래 의식과 정신에 관련된 책을 모조리 읽고 '뇌에 관련해서는 윤청 선생님의 자율진동이 최고'라는 결론을 내린 것이었다. 나는 이때 대체의학자인 수영 아빠가 꽤 오래 전부터 자율진동에 관심을 갖고 자율진동을 해왔다는 사실을 나중에 알게 되었다.

그때부터 자율진동수련원을 하루도 거르지 않고 드나들었다. 처음 윤청 선생님을 만나러 갔을 때 수영이는 좀처럼 안정을 찾지 못했다. 하지만 자율진동이 마지막이라고 생각했기 때문에 거기서 포기할 수 없었다. 안산에서 서울을 오가며 인내심을 달라고 기도했다. 내 딸을 위해 천년이라도 지겹지 않은 뚝심을 달라고 기도했다.

그러기를 두 달째, 기적이 일어났다. 수영이의 눈빛이 달라지기 시작했다. 항상 다른 곳을 보는 것처럼 사람을 바로 쳐다보지 않던 아이가 내 눈을 바라보기 시작했고 내가 하는 말에 귀를 기울이기 시작했다.

믿기지 않는 일이었다. 순간 일어난 기적이었다. 변했던 시간만큼 되돌아오는 것도 빨랐다. 자율진동을 하고 5개월째, 수영이는 옛날 사랑스럽던 내 딸아이가 되어 있었다.

자율진동 덕분에 다시 안정을 찾은 수영이는 뒤늦게 책상에 앉았다. 어릴 적부터 원했던 대학은 갈 수 없었지만 특기였던 영어실력을 살려 장학생으로 대학에 들어갔다. 그리고 3학년 때에는 교환학생으로 뽑혀 1년 연수를 할 수 있었으며, 대학 졸업 후 미국에서도 유명한 대학의 호텔경영학과에 입학할 수 있었다.

남보다 뒤늦게 시작한 공부였지만 수영이가 달콤한 열매를 한 아름 딸 수 있었던 것은 자율진동 덕이다. 지금도 미국대학 기숙사에서 생활하면서도 시험기간 중이면 정신집중을 위해 자율진동을 하고 있다고 한다.

이 세상에서 제일 예쁜 내 딸 수영이가 고3 우울증으로 고생했을 때, 자율진동으로 그것을 극복했다는 사실을 난 누구에게나 당당하게 말할 수 있다.

수영이가 처음 자율진동을 할 때, 차분하게 있기보다는 응석둥이처럼 윤청 선생님의 방에 들어가 시계, 안경 같은 물건을 만지작거리며 산만하게 돌아다녔다. 그런데 윤청 선생님은 단 한번도 싫은 내색하지 않으셨고, 아이가 좋아하는 물건이 있으면 아낌없이 다 내주셨다. 나는 수영이를 손녀처럼 대해주신 윤청 선생님을 잊을 수 없다. 이 당시 제법 많은 고3 학생들이 비슷비슷한 증상으로 선생님을 찾았는데, 또래 친구들끼리 따로 모아서 자율진동을 받게 해주었다. 스트레스 때문에 부모에게도 심한 욕설을 서슴지 않았던 아이, 머리카락이 빠져서 다른 사람 앞에 나서기를 두려워하던 아이가 모두 내 아이들 같아 마음이 아팠다.

아이를 키우다 보면 생각지도 못한 아이의 일들이 괴로움으로 다가올

때가 있다. 이럴 때 부모는 용기를 내어 세상 밖으로 아이의 문제를 들고 나와야한다. 그것이 곧 문제 해결의 지름길이 된다. 아이가 극도의 스트레스로 문제가 생겨 쉬쉬하고 있는 부모들이 있다면 자율진동은 '고3 스트레스를 확 잡는 사냥꾼'이라고 가르쳐주고 싶다.

아팠던 오장육부가 개운해졌다

– 언론인 박상혁(가명)

내 몸은 여러 곳이 망가져 있었다. 그중 가장 염려스러웠던 것은 뇌혈관질환과 대장질환, 신장계통질환이었다. 뇌혈관질환은 고혈압이 원인인데, 이는 가족력 때문이다. 선친이 10여 년 간 뇌졸중으로 인한 후유증으로 고생하다 돌아가셨다. 그런 아버지의 유전자를 물려받았기 때문인지 나도 오른쪽 뒷머리가 늘 무겁고 터질 것 같았다. 그 부분의 경동맥과 여러 혈관들이 막히거나, 뒤틀리거나, 개인적인 느낌으론 세포가 노화되어 생긴 통증인 것 같았다.

한방병원을 찾아가 침도 맞고 약도 지어 먹었다. 그 순간은 괜찮아지는 것 같다가 시간이 지나면, 결국 크게 나아지는 것은 없었다. 근본적인 치료가 되진 않은 것이다. 뇌혈관질환 예방을 위해 휴가를 내어 수술을 할까도 생각해 봤다. 이 수술은 다리에서 건강한 혈관을 떼어내 머리의 막힌 경동맥 혈관과 교체하는 것이다. 두개골을 분리해야 하는 큰 수술이어서 차일피일 미루며 지내왔다. 그러는 동안 쑥뜸도 떠봤다. 쑥뜸은 경혈을 자극하므로 혈액순환에 효과가 있기 때문이다. 그러나 하루 이틀 걸러 살갗이 타는 고통을 감내하며 계속 해야 하는 불편함을 피할 수 없었다.

대장질환은 10여 년 계속됐다. 소위 과민성대장염이었다. 가스가 계속 차 올라오고 변이 설사 전 단계처럼 묽게 나왔다. 하루 두세 번 화장실을 들락거렸다. 오랜 기간 이처럼 비정상적인 상태로 살아가다 보니 기력이 빠졌고 약해진 대장으로 치질마저 내려왔다. 게다가 신장과 방광계통이 약해진 탓인지 소변이 가늘게 나오고 소변을 볼 때마다 요도에 통증이 느껴졌다. 밤중에 나올 소변도 얼마 없는데, 소변을 보고 싶은 기분이 계속 들어서 화장실을 너덧 번씩 들락거려야 했다. 그러다보니 잠을 제대로 잘 수 없었고 항상 피로의 노예가 되어 있었다.

그뿐 아니다. 고교 2학년 때부터 따라다닌 노이로제가 평생 사라지지 않았다. 이로 인해 목 뒷부분과 머리 전체가 늘 무거웠다. 두통은 생활의 일부가 되어 버려 두통이 없는 날이 거의 없었다. 더욱 곤란한 점은 등판의 냉기였다. 뒷목 아래쪽 등뼈를 중심으로 주먹만한 한냉증이 박혀있어 항상 몸이 차가웠다. 마치 얼음 덩어리 하나가 들어박혀 있는 것 같았다. 한방 병원에 문의하니 선천적으로 등뼈의 일부가 다소 올라와 신경을 누르고 혈액순환이 잘 되지 않아 그런 것 같다는 진단을 해줬다. 튀어나온 등뼈를 외과적 방법으로 수술해야 해결된다고도 했다. 이 역시 엄청난 수술이 될 상황이어서 뇌혈관 수술의 경우처럼 계속 미루기만 했다.

그러다가 나이 쉰이 넘어서 자율진동의 세계를 알게 됐다. 윤청 선생을 만나 그의 지도로 자율진동을 시도했다. 첫날은 반응이 잘 나타나지 않았다. 나는 기감(氣感)을 살려보기로 했다. 윤청 선생 앞에서 단추를 이용해 좌우, 상하 및 회전을 시도했을 때 단추가 신기하게도 잘 움직이는 것을 경험했다. 그 순간 머리와 가슴 복판으로 약한 전류 같은 기운이 흐르는 것을 느낄 수 있었다. 나는 그 기운의 흐름을 포착하기 위해 애썼다.

혼자 집 안방에 앉아 마음의 짐을 크게 내려놓고 기의 흐름을 좇았다. 특히 몸의 아픈 부분, 즉 머리와 목, 등판, 대장 등을 중심으로 기를 집중시키기 위해 노력했다. 기를 간절히 모으니 이틀 만에 머리 안쪽에서 반응이 왔다. 양쪽 귀 부근에서 고무풍선을 눌렀다 놨다 하는 것 같은 반응이었다. 매일같이 자율진동을 시도하면 그런 반응이 나타나면서 몸 상태가 호전되는 것을 느낄 수 있었다. 그러나 거기서 더 이상의 진전은 없었다. 남들처럼 팔다리가 자율적으로 회전하거나 전신진동 혹은 복부진동으로 이어지진 않았다.

20여일을 계속 노력하다가 하루 날을 잡아 몰입해서 자율진동을 했다. 그러자 커다란 변화가 찾아왔다. 머리와 목 뒤 및 등판 쪽을 어떤 큰 손이 꽉 움켜잡는 듯한 느낌이었다. 그런 악력(握力)이 매우 세게 느껴졌다. 목, 머리, 등판의 통증이나 불편한 느낌이 해소될 때까지 계속됐다. 심지어는 그 힘을 풀려고 해도 잘 풀어지지 않고 두세 시간 더 계속되기도 했다. 마치 사악한 기운이 다 빠져나가기 전에는 절대 물러서지 않겠다는 기세로 맹렬하게 일어났다. 이렇게 폭풍 같은 한바탕의 과정이 지나고 나면 온몸의 컨디션이 정상으로 돌아오곤 했다.

이렇게 자율진동을 하고 나니 대장과 신장질환이 극복됐고 등판에선 따뜻한 기운이 솟아올랐다. 두통이 사라지면서 몸은 날아갈 듯 가벼워졌고, 약해졌던 정력이 되살아나 밤 내내 페니스가 불뚝 불뚝 일어섰다. 과거 페니스가 잘 일어서지 않았던 때와는 너무 대조적이었다.

곰곰이 생각해보니 오래도록 잠들어 있던 뇌간이 깨어나 혁명적인 결과를 일으킨 것 같았다. 비유하자면 제왕격인 뇌간이 질병과의 치열한 전투 끝에 패배해 감옥에 갇혔다. 그 사이 부하격인 60조 개의 세포들 가운데 10~20조 개의 세포들이 다치거나 죽었다. 오랜 기간 패잔병처럼 지내온 세포들 때문에 몸이 아팠던 것이다. 그러다 자율진동 덕분에 제왕인 뇌간이 옥문을 열고 나와 다치고 넘어진 병졸들을 호령하게 된 격이다. 제왕의 통솔 덕택에 쓰러져 있던 병졸들이 기운을 되찾고 상처를 치유해 일사불란하게 정렬하게 된 셈이다. 제왕의 부대는 본래의 기세를 되찾아 반격을 가했다. 그 같은 기세에 질려 몸을 괴롭히던 질병이 물러난 것과 같았다.

질병은 짧은 시간에 물러나는 것이 아니다. 무엇보다 오랜 세월 공격을 받아 DNA가 손상된 세포들은 원상복구 되기까지 더 오랜 시간이 걸린다. 이를 위해 날마다 자율진동을 반복할 필요가 있다. 반격에 반격을 가하고 이를 한 세월 계속할 때 비로소 질병이 치유되고 손상된 DNA도 치유된다는 생각이다.

나의 경우는 외적인 진동보다는 내부에서 혁명이 일어난 경우이다. 자율진동의 세계에서 가장 어렵고 드물다는 세포진동을 일으킨 케이스라고 한다. 자율진동은 외적 진동이든 내적 진동이든 병을 낫게 하겠다는 간절한 염원이 중요하다. 자율진동을 통해 병을 고칠 수 있다는 신념을 가져야 한다. 그래야 혁명적인 변화가 뒤따른다. 간절한 염원과 신념 없이 '과연 잘할까?' 하는 회의적인 생각으로 자율진동을 시도하면 긍정적인 결과를 기대할 수 없다.

자율진동은 단번에 결과를 가져올 수 있지만, 여러 날 시행착오를 거쳐야 할 수 있다. 특히 세포진동이 오기까지는 시일이 많이 걸리는 게 당연하다. 그러다가 일단 진동이 오면 그 결과가 매우 흡족하다는 것이 장점이다. 약을 먹거나 뜸을 뜨거나 수술할 필요도 없이 병원이나 한의원의 치료를 능가하는 놀라운 치료효과를 가져다 준다.

자율진동은 일종의 대체의학요법이다. 대체의학에는 아로마테라피, 약초요법, 카이로프랙틱, 쑥뜸, 수지침 등 수십 가지가 있지만 자율진동에 비하면 모두 하급이란 게 내 생각이다. 그들 모두는 하급일뿐더러 타율진동에 불과하다. 내부에서 기를 작동시켜 혁명적 결과를 일으키는 자율진동과는 근본적 차이가 있다. 병원의 수술이나 약 투여, 한방의 침이나 양약도 일종의 타율진동이다. 자율진동의 요체인 기는 일종의 신 또는 대자연의 손길이다. 그러한 손길이 잠에서 깨어나 작동할 때 일으킬 수 없는 신체적 변화는 없다고 생각한다.

실명을 밝혀주신 다른 분들처럼, 개인적인 사정으로 내 이름을 밝힐 수 없음을 윤청 선생께 미안하게 생각한다. 하지만 자율진동을 하면서 겪은 경험을 자율진동이 어떤 것인지 독자가 읽고 이해할 수 있도록 노력했다.

약골에서 여성 사업가로 변신

－서분례, 서일농원

    인생에서 누구를 만나느냐가 참으로 중요한 일임을 새삼 느끼게 된다. 지금으로부터 30년 전에 아들의 학교담임이었던 함 선생님의 조언으로 윤청 선생님을 알게 되었다.

    나는 20대 후반부터 심한 스트레스로 인한 경련과 어지럼증으로 몸이 급격하게 쇠약해져서 백병원을 제집처럼 드나들었다. 아이를 키워야하는 엄마임에도 불구하고 내 몸이 아프다보니 사는 것조차 힘들게 느껴질 때가 많았다. 나중에는 혼자 힘으로는 걷기조차 어려울 정도로 건강이 나빠져 응급실에 실려 가기도 했다.

    사정이 이렇다보니 치맛바람이 거세다는 유명 사립학교에 아이를 보내 놓고도 다른 엄마들처럼 해줄 수가 없어 마음이 아팠다. 게다가 젊디젊은 며느리가 만날 아프다며 병원 신세를 지고 있으니 시부모님이 나를 보는 시선은 당연히 고울 수 없었다. 하지만 몸을 조금만 움직여도 어지럼증으로 속이 울렁거렸고, 건강상태는 더욱 나빠졌다. 당시에는 산다는 게 너무 고통스럽게 느껴져 차라리 죽어버렸으면 하는 생각도 들기도 했다. 하지만 금방 아이들을 보면서 어떻게 해서라도 건강해져야겠다고 마음을 다잡았다. 이렇게 고생을 하고 있을 때, 아이의 담임선생님이 자율진동을 소개해줬고, 자신도 자율진동으로 건강을 되찾았다며 권해주었다.

    좋다는 보약은 물론이고 민간요법까지 해보지 않은 것은 없던 나는 마지막 희망으로 우리 집에서 멀지 않은 곳에 있던 윤청 선생님을 찾았다. 윤청 선생님은 나를 보자마자 몸이 너무 약하다며 자신의 모든 기를 동원해서 나를 보살펴주었다. 음식을 전혀 먹지 못하는 나를 안타깝게 여겨 직접 누룽지를 끓여주기도 했다. 아픈 사람 입장에서 이렇게 고마운 정성이 없었다. 감사한 마음에 눈물과 누룽지를 함께 먹었다.

한번은 내가 너무 아프고 힘이 없어서 윤청 선생님 댁을 가지 못하자 선생님이 직접 집으로 찾아와 나를 업고 자율진동 수련센터로 가기도 했다. 선생님 등에 업혀가던 날 고맙고 미안하기도 해서 "평생 이 은혜를 잊지 않겠습니다"며 작게 이야기했더니, "아무생각 하지말고 빨리 건강해지세요"라고 답하던 선생님이 더 따뜻하게 느껴졌다.

그 덕분에 나는 자율진동을 6개월 동안 하면서 하루도 빠지지 않았고, 기적처럼 건강을 되찾아 새 사람이 되었다. 만약에 내가 윤청 선생님과 자율진동을 만나지 못했다면, 내가 오늘날 4만여 평에 이르는 서일농원의 주인으로 자리한다는 것은 꿈도 꾸지 못할 일이다.

나는 이 멋진 기적을 내가 만나는 모든 사람들과 함께 나누고 싶었다. 그래서 아이들 아버지가 종로에서 운영하던 관광여행사 사무실을 하루 동안 빌려서 600여 명의 사람들을 모아놓고 자율진동을 체험하게 해주었다. 이 자리에 친정어머니도 모셨는데, 어머니는 자신의 머리를 때리시다가 울다가 웃으시는 모습을 보였다. 그때 그곳에 모인 사람들 모두에게 엄청난 기적이 일어나 서로 놀랐던 일이 생각난다.

또 우리 아이들이 다니던 R 초등학교 같은 학부형이자 한 동네에 살았던 A호텔 회장이 급성간염으로 복수가 차고 온몸이 갑자기 노랗게 변해서 가족들이 난리가 났었다. 그래서 내가 자율진동을 권했다. 그런데 자율진동을 하고 정확히 10일 만에 간기능과 혈색이 눈에 띄게 좋아졌다. 그 후로 남산에 있는 R 초등학교에서 윤청 선생님을 모르면 간첩이라고 할 만큼 선생님은 물론이고 많은 학생과 학부모가 자율진동수련을 받았다.

우리 가족은 부부는 물론 딸, 아들까지 모든 가족이 자율진동을 했다. 우리 아이들의 경우에는 자율진동을 하면서 엄마 건강이 약해서 겪었던 불안감이 해소됐고 심리적으로 안정감을 찾을 수 있었다. 나는 건강뿐만 아니라 소심하던 성격도 활발한 성격으로 바뀌게 되었다. 자율진동을 하면서 정말 갖가지 체험을 하게 됐다.

나에게 윤청 선생님을 알려주었던 함 선생님은 대장암을 앓고 있다는 것을 뒤늦게 알게 되었다. 혈변이 나오고 설사가 잦다보니 순식간에 체중이 10kg이 빠져 누가 보더라도 병에 걸린 사실을 알 수 있었다. 그때 윤청 선생님이 담임선생님의 복부에 기를 넣어주었는데, 1주일 후부터 식사를 할 수 있었고 혈변도 멈추게 되었다. 그리고 자율진동 한 달만에 담임선생님의 체중이 5kg늘어났고, 6개월 후에는 대장암이 씻은 듯이 사라지는 신비로운 일이 일어났다.

서일농원 운영으로 바쁜 중에도 자율진동으로 건강을 회복한 옛 기억이 떠올라, 지금도 서일농원을 찾는 사람들이 아프다고 하면 나는 서슴지 않고 자율진동을 권한다. 내가 불자라서 평소 알고 지내는 스님들께도 자율진동을 권한 적이 꽤 있다. 자율진동은 종교와 상관없는 기적의 건강법이기에 스님들께도 권할 수 있었다.

나는 30년간 서울시립양로원에 계신 어르신들께 조그만 봉사를 하고 있다. 서일농원을 열고부터 어버이날에는 농원으로 양로원분들을 모셔 각종 행사를 열어드리는데, 지난해에는 윤청 선생님의 자율진동을 어르신들께도 체험할 수 있게 해드렸다. 나만 보면 아프다던 노인들이 자율진동을 하고 아픈 데가 사라졌다면서 다들 놀랍다고 했다.

현재 나는 서일농원을 찾는 국내외 손님들을 정성껏 대접하면서, 서일농원과 산학연계를 맺은 3개의 대학을 찾아다니며 전통장류에 관한 강의를 하고 있다. 특히 국내에서 암센터로 유명한 병원 두 곳에 암환자를 대상으로 발효식품인 장류 음식을 제공해서 암과 발효식품과의 상관관계에 대해 의미 있는 연구성과를 거두기도 했다.

젊은 시절 약한 체질 때문에 약도 없고 적당한 치료법도 없다고 모두 고개를 절래절래 흔들었지만, 나는 자율진동으로 새롭게 태어나 몸이 열 개라도 모자랄 만큼 왕성한 활동을 하고 있다. 인생을 행복하게 만들고 무엇이든 가능하게 만드는 자율진동은 질병도 스스로 치유할 수 있게 해주고 사람의 운명을 바꾸기도 한다. 이런 자율진동은 '기적'이라는 말로 표현할 수밖에 없다.

자율진동으로 척추분리증을 극복하다
– 도원사, 부산

저는 20년 간 영적 성장과 진화를 위해 수행하고 있는 '도원사'라고 합니다. 처음에는 영적 능력을 키우기 위해 수행했지만, 늦게나마 나 자신의 숙명과 어떤 카르마와 에고로 인해 병을 가지고 태어났는지 알게 되었고 고통 속에서 고행을 하면서 하늘의 천명을 다하라는 뜻을 깨닫게 되었습니다.

제가 윤청 선생님을 만난 것은 2008년이었습니다. 선생님과의 만남은 일반적인 만남이 아니라 특별한 인연이라 생각합니다. 윤청 선생님을 만나기 전까지는 방송이나 책으로도 전혀 알지 못했는데, 제 생활 자체가 일반인 생활 패턴과는 거리가 있어서 더 그랬던 것 같습니다. 기도와 명상을 하면서 기축년에 어머니 같은 인연을 만나게 될 것은 알고 있었지만, 고통 속에 수행을 하고 있어서 크게 의미를 두진 않았습니다.

저는 중국의 4대 문파에 속하는 기공단체에서 수련을 했었고 초기 단학선원에서 지도자로, 각 종교단체 생활과 토굴생활, 수리학과 천문학까지 배우기 위해 전국을 돌아다녔습니다. 자신의 영역에서 최고인 영적 선생들과 천문학, 수리학 전문가들과 교우하면서 세상에 이름이 난 것과는 다른 면들도 많이 보게 되어 실망하게 됐고, 제 개인 삶도 피폐해진 상태였습니다.

다시 제 자신을 돌아보고 추스른 다음 딸아이의 책을 고르러 서점에 가게 됐습니다. 서점에서 저도 모르게 기운에 이끌려 다른 코너로 가서 어느 책 앞에서 걸음을 멈추었습니다. 책을 꺼내는 순간 기운이 강하게 도는 것을 느꼈습니다. 책장을 한 장 펼치고 지은이의 사진과 프로필을 보는 순간 깜짝 놀랐습니다. 서점에 오기 바로 5일 전 꿈속에서 본 바로 그 얼굴이 자율진동의 저자였던 것입니다. 그래서 바로 책을 구입해 밤새 읽었습니다.

몸에 손을 대지 않고 자신의 병을 자신이 치유한다는 말에 호기심이 강하게 일었습니다. 무의식을 열어 장운동과 전신운동을 해, 몸에 있는 영적인 병과 카르마로 인한 병을 스스로 치료하는 것을 알게 되었습니다. 지속적인 도움 없이 자신의 병증을 스스로 치료 할 수 있다면 대단한 수련일 거라 생각했습니다. 그래서 단번에 윤청 선생님께 전화를 했습니다. 선생님은 단 한번의 통화만으로도 저와의 인연을 직감적으로 알았고, 마침 부산에 세미나가 있어서 바로 뵙고 자율진동을 할 수 있었습니다.

윤청 선생님이 기를 넣자마자 손과 팔이 크게 움직이면서 저절로 몸을 비틀고 진동하면서 막혀있던 기혈이 뚫렸습니다. 믿기 어렵겠지만 가부좌 자세로 앉아있던 상태에서 내 몸을 누가 띄워 올리기라도 하듯이 올라가더니 반동에 의해 엉덩이를 방석위에 내리 찍고 다시 떠오르기를 반복했습니다. 그때 제 몸이 너무 가볍게 느껴져서 놀랐습니다.

사실 저는 태어날 때부터 허리가 약했는데, 몇 년 전 X레이 진단결과 '척추분리증' 이라는 진단을 받았습니다. 허리 바로 아래쪽 척추의 상관절 돌기와 하관절 돌기가 서로 떨어져있어 요통과 하지통, 둔부, 대퇴부에 통증이 있었습니다. 그래서 오래 걸을 수조차 없었습니다. 병원에서는 분리 상태가 심해 수술은 위험하니, 조심해서 생활하다가 도저히 안 되겠다싶을 때 수술을 하는 게 좋겠다고 했습니다.

윤청 선생님을 처음 만난 후 2달 정도 자율진동을 하면서 몸상태가 점점 좋아진다는 것을 알게 되었습니다. 그래서 다시 병원에가서 진단을 받아봤는데, 의사가 X레이 사진을 보더니 고개를 갸웃거리며 이 정도 상태라면 정상에 가깝기 때문에 척추분리증이라고 말하기 어렵다고 했습니다. 자율진동 수련으로 수술을 해야 한다던 척추분리증이 나은 것입니다.

척추 때문에 수련할 때마다 남모를 고통으로 힘들었는데, 자율진동으로 척추가 거의 정상으로 돌아왔습니다. 병원을 나오면서 온통 머릿속엔 자율진동은 역시 대단한 수련이란 생각이 들었습니다. 몸에 손을 대지 않고 기운을 불어넣는 즉시 아픈 곳을 자신의 몸이 알아서 치유하기 때문에 부작용도 없습니다. 자율진동은 정말 하늘이 내린 수련법입니다.

윤청 선생님은 어린아이처럼 순수한 마음과 열정을 지닌 분입니다. 제가 선생님을 만나면서 느꼈던 것과 자율진동 수련법을 한 다음 제 몸의 변화에 대해서 있는 그대로 적어 보았습니다. 윤청 선생님 같은 분이 널리 알려져서 많은 분들이 고통에서 벗어나고 선생님 또한 소명을 다 하셨으면 하는 바람입니다.

독일의사들과 왕족들이 기다리는 곳을 향해

비엔나 국립병원초청 세미나

독일행 비행기속에서 처음으로 불안감을 느낀 적이 있었다. 수십 년 동안 자율진동법을 실행해 왔지만 이번처럼 불안감을 느껴 보긴 처음이기 때문이었다. "언어나 커뮤니케이션에 문제가 없을까?" 더구나 그들은 독일의사와 왕족들이 아닌가? 우리나라에서 세미나를 할 때처럼 자율진동법이 잘 통할까?

처음 비엔나 국립병원의 초청을 받았을 때 나는 걱정이 이만저만이 아니었다. 닥터 박이 독일어 통역을 맡는다했지만 불안감은 점점 깊어졌다. 그런데 나의 걱정은 한낱 기우에 불과했다. 사랑에 국경이 없듯이 기공에도 역시 국경과 언어가 필요 없었던 것이다.

독일의사들 앞에서 펼쳐진 자율진동은 시작하자마자 즉각적이고 열렬한 반응을 보였다. 의사들은 몸부림치고 소리를 지르기도 했다. 아우성 속에 자율진동은 빠르게 나타났고 효과 역시 즉각적이었다. 그들은 신체 어느 부분에 대한 노출도 아랑곳하지 않고, 토하고 배설하고 눈물을 흘리고 고함지르면서 그야말로 원초적인 자율진동의 진수를 보여주었다. 동서고금, 남녀노소 구분이 없는 자율진동을 보여준 현장이었다.

자율진동이 끝났을 때 어느 비뇨기과 의사는 난소 옆에 혹이 불거지면서 최근 암이라고 진단 받았는데 암덩어리가 빠져나왔다며 부끄럼 없이 국소를 보여주었고, 어떤 여성은 자궁 외 임신으로 늘 불안감속에 평생을 살아왔는데 자율진동 이후 공포감이 사라지고 마음의 평온을 찾았다고 기뻐했다. 40여명의 의사들은 각기 자신의 나쁜 부위가 나았다고 증언하기를 주저하지 않았다.

"독일에도 기 연구를 하는 사람들이 많은데 윤청 선생의 자율진동법이 직접 아픈 부위를 치유하는 효과가 있다"며, 의사들은 경이로움을 금치 못한다고 우레와 같은 박수를 보내주었다.

또 충격적인 증언은 발기부전의 남자가 자신의 성기가 치유되었다고 기뻐 날뛰며 동료의사들에게 자랑을 늘어놓았고, 의사가 아닌 일반 여성환자는 심한 우울증을 앓았는데 정신이 맑아졌고 불안과 공포감이 사라졌다고 말했다. 한결같이 자율진동 후 저절로 눈물이 나오고 소리를 지르니 마음속의 모든 고통과 병이 사라지는 것을 체험했다며 모두 나에게 고마움을 표시했다.

나는 그때 자율진동의 세계화에 자신감을 갖게 되었고 자율진동을 통해 질병치료의 새로운 장을 열어야겠다는 의지를 굳혔다. 이 책 역시 영어와 일본어로 번역·출간 되어 세계화 될 예정이다. 이때가 우리나라 축구가 월드컵에서 4강 신화를 일궈낸 지 1년 되는 2003년 8월 독일 비엔나 국립병원 세미나실이었고, 무더웠던 여름날 여기서 일어난 기적으로 비엔나 국립병원이 자율진동에 대해 극찬을 아끼지 않았다.

내 인생으로 들어온 자율진동

해방되기 6년 전 1939년 3월 2일 나는 일본 땅에서 윤순자라는 이름으로 태어났다. 해방을 맞이했을 때 내 나이 6살이었고, 오빠와 어머니 뱃속에는 6개월 된 아이까지 해서 모두 3남매였다. 당시 우리식구들은 한국으로 가는 배에 몸을 싣게 되었다. 어머니의 고향 부산 다대포에 우리 식구들을 내려놓은 아버지는 나머지 짐을 가지러 일본으로 되돌아 가셨는데, 그 후 영원히 소식이 끊어지고 말았다.

그 후 어머니는 유복자를 낳았고 행상으로 우리 3남매를 키우시느라 많은 고생을 하시면서도 항상 미소를 잃지 않고 힘든 가계를 꾸려나가셨다. 그런데 오빠는 이때부터 성격이 바뀌면서 동생들을 심하게 억압하여 견딜 수 없게 했다. 하지만 평소 낙천적인 성격을 지닌 나는 여자이면서도 골목대장 노릇을 하고 무슨 일을 할 때마다 내가 아니면 안 된다는 생각으로 분위기를 이끌어갔다.

학창시절에는 모든 행사의 사회를 도맡아 했고 늘 활달하고 적극적인 여학생으로 학교에서 인기를 한 몸에 받았다. 선생님의 사랑도 독차지했고 웅변대회에서도 늘 최고상을 받았고 육상에선 신기록도 세우기도 했다.

친구들은 내게 늘 하는 말이 "넌 꼭 신들린 여자 같아 넌 달릴 때 꼭 제트기 같아 얘"라고 했다. 사실 그때까지만 해도 내가 특별한 능력의 소유자라는 사실을 까맣게 모르고 있었던 것이다.

중3 때 배구와 인연이 되어 배구의 명문고인 남성여고에 배구선수로 선발됐다. 이때 어머니와 오빠는 서울에 계셨고 나와 유복자 남동생은 이모 집에서 학교를 다녔다. 나와 동생은 어머니가 보고 싶어 매일 눈물로 지새웠는데, 지성이면 감천인가 어느 날 서울 모 여고에서 스카우트 제의가 들어와 동생을 데리고 서울행 열차에 몸을 실었다. 그때 우리집은 종로4가 광장시장 근처에 있었고 나는 학교에서 배구는 물론 교내 밴드부의 리더 겸 가수로 활약하면서 이름을 날렸다. 아마 이때부터 '내가 아니면 안 된다', '난 첫 번째가 아니면 절대 안 된다', '하면 무조건된다' 라는 의식이 특별한 능력을 나타나게 했는지도 모른다.

어떤 기자가 내게 이런 질문을 한 적이 있었다. "선생님께서는 최고가 되기 위해 어떤 노력을 하셨습니까?" 나는 순간적으로 "구체적인 계획을 세우고 나 자신에게 최고라는 자기암시를 불어넣어준 결과, 항상 최고의 자리에 서있음을 알았습니다" 라고 말했다.

나는 유년시절부터 최고·첫 번째가 아니면 안 된다는 강한 자신감과 집념을 갖고 자랐다. 자율진동의 이론과 실기를 터득하면서 나는 세계적으로 내 명성이 미국, 일본, 독일, 중동지역에 널리 알려지면서부터 항상 최고가 되어 있었다. 자율진동은 물론 무엇이든지 최고가 되겠다는 신념으로 지금까지 살아왔다.

그래서 반공연맹 초대회장, 라이온스클럽 여자 초대회장, 법무부 보호관찰소 여성총위원장, 노인대학 초대학장을 역임했고, 세계적인 잡지 '피플투피플'에 소개됐을 정도로 최고·첫 번째로서 자부심을 갖고 살아왔다.

여담이지만 지금까지 약 100쌍의 선남선녀들을 중매하여 결혼에 성공시켜, 이걸 직업으로 하는 사람들을 빼고 이 분야에서도 단연 최고가 아닐까 생각한다. 나는 평생을 최고가 되기 위해 살아왔다. 최고…, 재산이 없기로도 최고지만 남을 위해 베풀며 사는 것도 최고인 걸 보면 확실히 나는 최고에 심취되어 살고 있는 게 틀림없어 보인다.

피플투피플 초대 여성회장을 지내면서 많은 질문을 받았는데 "윤청 선생은 첫 번째가 아니면 안하십니까?" 하는 질문을 자주 받곤 했다. "죽는 것도 순서가 정해져 있다면 내가 첫 번째가 되지 않겠느냐" 웃으며 답을 주기도 했다.

어느 때부터인가 나의 예지력에 대해 나 자신도 놀란 적이 있었다. 사기성 있는 사람, 간첩, 수배중인 사람 등을 쉽게 구별해 낸 적이 있었기 때문이다. 68년도 그 유명한 김신조 남파간첩을 신고하여 쌀 한가마를 받았으며, 카사노바 사건의 용의자를 잡고 간첩을 소탕하기 위해 내 주위에 형사들이 따라나기도 했다.

내 나이 고회를 맞이했지만 아직 젊은 청춘인양 사회봉사활동에 역점을 두고 뛰어다니고 있다. 어려운 이웃을 그냥 지나칠 수 없어 사회

봉사에 몸을 던졌고 그들의 얼굴에 미소가 보일 때까지 나는 봉사활동을 멈추지 않을 것이다.

사람들은 자신의 치부를 부끄러워해 자서전이나 에세이 등에서 삭제한다고 한다. 그러나 나는 부끄럼 없이 나의 가족이야기를 펼치려한다.

내가 대학 1학년 때 한 남자를 만나 고달픈 인생 속으로 빨려 들어갔다. 그 와중에 나는 쌍둥이를 낳았고 산후조리에 애를 먹었는데 그 옛날 큰오빠에게 매 맞은 곳에서 후유증이 생겼는지 무진장 고생을 했다.

쌍둥이가 8살일 때 남편과 나는 호적을 정리했고, 남편은 이민을 떠나버렸다. 나는 지난 일들이 영화처럼 스쳐 지나칠 때 '아! 그때 그를 받아들이지 말았더라면' 쌍둥이를 낳지 않았을 것이라 생각하기도 했다. 쌍둥이 동생이 1살 때 다리수술이 잘못되어 다리를 절게 된 사실에 나는 가슴이 저려 견딜 수가 없었기 때문이다.

작은아이가 3살이 되었을 때 한 걸음 한 걸음 걷기 시작했지만, 결국은 절름발이가 되어 놀림 받았을 때 가장 가슴이 아팠다. 세브란스 병원 정형외과에서 수술을 했지만, 한쪽 다리 전부를 보조기에 의존해야 겨우 걸을 수 있게 됐다. 하지만 유학에서 돌아온 남편은 내가 잘못해서 아이를 병신으로 만들었다며, 매일 폭언과 폭행을 일삼아 견딜 수가 없었다.

나는 너무나 억울하고 서글펐고 더 이상 남편의 폭행을 견디기 힘들었다. 하지만 어떻게 하든지 작은아이의 다리를 수술 전으로 되돌려놓겠다는 일념으로 남편에게 이혼을 요구하기에 이르렀다.

우린 이혼을 했고 그 후 나는 소아마비, 뇌성마비환자를 치료하는 희랍정교회 조남국 신부님을 만나 수많은 환자들을 돌보기 시작했다.

이때 11살 된 쌍둥이를 데리고 살 수 있는 경제적 여유도 생겼다. 환자를 치료하면서 기적 같은 일들이 일어나기 시작했고, 이후부터 모든 환자들이 손 하나 대지 않고 100% 자기의 아픈 부위에 손을 얹고 진동했다. 이때 함께 일한 동아일보 논설위원장 백광하 선생님은 몇 년간 자율진동법을 함께 연구하면서 자율진동의 이론을 체계화 시켰고, 나는 실제로 환자들에게 자율진동을 하게 해서 많은 이들에게 스스로 병을 고칠 수 있다는 자신감을 심어주었다. 기이하고 신기한 일들이 내 앞에 나타나 내 자신도 깜짝깜짝 놀라기도 했다.

나는 항상 오늘 일을 내일로 미루는 법이 없다. 또 말보다는 실천을 하고야마는 행동파 성격의 소유자이기도 했다. 그래서 당시 사람들에게 자율진동을 유도하면서 '언젠가 내 이름을 세계에 알리고 말겠다' 라고 다짐했다.

나는 재벌들과 인연을 많이 맺었다. 그 이유는 '난쟁이 사건' 이후 내 이름이 세상에 널리 알려졌기 때문이었다. 난쟁이 사건이란 자율진동으로 난쟁이의 키가 6개월 만에 12cm가 자란 사건이다. 초등학교 3학년 어린이가 난쟁이로 학교에서 놀림을 당하다가 기적적으로 키가 큰 것이다. 그런데 그 어머니는 감사하다했지만, 그 아버지는 남의 아들 이름을 신문에 실었다고 거칠게 항의했다. 어느 기자가 학생의 실명을 신문지상에 보도한 것이 큰 사건으로 비화돼 곤욕을 치르게 됐던 것이다.

유명세를 치른 뒤 나는 재벌들의 가정으로 초대받는 일이 종종 있었다. 젊은 나이에 철이 없었는지 아니면 금전에 욕심이 없었는지 속초 설악파크를 주겠다는 D그룹 회장의 제의도 거절한 적도 있었다.

인간 천수 125세까지 지켜드리고 싶은 분

대한민국을 대표하는 H그룹 김 회장님의 어머님과 나의 자율진동이 인연을 맺은 지 어느덧 30년이 지났다. 30년 세월이라면 강산이 세 번 바뀐 셈이지만, 김 회장님의 어머님께서는 나에게 한결같이 감사한 마음을 갖게 하는 분이시다.

옆에서 지켜본 김 회장님의 어머님은 항상 인자하셨고 과묵하셨다. 또 주변 사람들에게 도움을 많이 주셨는데, 자신이 도움을 주는 것도 다른 사람들은 잘 알지 못할 정도로 티를 내지 않으셨다. 김 회장님의 어머님은 예전에 〈백인당 훌륭한 어머니 상〉의 첫 번째 수상자로 선정되셨다. 백인당 상은 사단법인 한석봉 사업회에서 한석봉을 키워낸 어머니의 훌륭한 뜻을 기려 제정한 상인데, 김 회장님의 어머님보다 수상자로 적합한 분은 없었다. 하지만 그런 훌륭한 상도 마다하실 정도로 조용하고 겸손한 생활을 좋아 하셨다.

주변에 잘 알려지진 않았지만, 김 회장님도 어머님의 그런 뜻을 받들어 티 나지 않게 주변에 좋은 일을 정말 많이 하셨다. 옆에서 오랜 시간 지켜본 바로는 김 회장님만큼 어머님께 효도하는 아들을 본 적이 없을 정도이다. 효자라는 말을 들으면 자연스럽게 김 회장님이 생각이 난다. 우리나라에 재벌가는 많이 있지만 경영권 관련해서 문제가 많은 기업이 많다. 하지만 H그룹은 그런 문제에 있어서 정말 깨끗한 기업이다.

요즘 언론에 보도되는 재벌가 형제들의 다툼을 보면 김 회장님의 형제애 역시 돋보인다. 김 회장님의 형제 분 중 새로 사업을 시작하는 분이 있으면, 누구보다 적극적인 자세로 물심양면으로 도움을 주는 것을 여러 번 목격했기 때문이다. 이런 것도 김 회장님의 어머님이 가정교육을 철저히 했기 때문에 가능한 것이라 생각한다.

어머님께서는 본인의 건강도 건강이지만, 가족의 건강을 매우 걱정하셨다. 김 회장님께서 가족의 일로 안 좋은 일을 겪으셨을 때도, 어머님은 항상 우리 집에 오셔서 아드님에 대한 기도를 하셨을 정도다.

자율진동을 하러 집에 오시더라도, 다른 사람들이 인산인해를 이루고 있으면 그들을 먼저 신경써주도록 배려하셨을 정도로 마음이 고우신 분이다. 또 재벌가 사모님이지만 언제나 겸손하셨고 한결같이 상냥한 미소로 나를 대해 주셨다. 그 당시 나는 '자율진동법'의 진가를 발휘하는 전성시대였는데, 회장님 어머님께서는 나를 가리켜 '세상에서 가장 강한 기를 가진 윤 총재'라며 칭찬을 아끼지 않으셨다.

예전에 일본의 모 회사에서 내가 가진 기와 자율진동에 대해 진지한 관심을 보이면서, 일본에서 활동하면 거액의 후원금을 제의하겠다고 했었다. 그런데 김 회장님의 어머님께선 그 이야기를 듣고 나의 일본 활동을 극구 만류하셨다. "좋은 능력을 갖고 있으면 우리나라 사람들을 돌봐야지, 왜 일본인의 건강지킴이가 되려하느냐"는 것이 회장님 어머님 말씀의 요지였다. 우리나라 사람들의 건강을 지키는 데 매진해달라는 회장님 어머님의 말씀을 듣고, 나는 일본에 가서 활동하려 했던 모든 것을 백지화 시켰다. 그리고 오늘까지 회장님 어머님 곁을 떠나지 않고 많은 사람들의 건강 지킴이로 남아있다.

세월이 흐르는 물 같다고나 할까. H그룹이 우리나라에서 몇째 가는 대기업이 되어도 회장님 어머님은 여전히 순수함이 은근하게 피어날 정도로 조신하시다. 효자인 김 회장님의 건강에 각별한 관심을 가져 달라고 나에게 부탁하실 정도로 자식 사랑도 각별하시다.

회장님 어머님께 감사하고 싶은 점은 내가 자율진동으로 사람들 건강을 돌볼 수 있도록 공간을 마련해 주셨다는 점이다. 자율진동을 하면서 많은 사람을 알고 곁에 두게 된 반면, 재물은 그다지 모을 수 없었다. 그래서 남의 집을 전전해야 했는데, 그 때마다 보통 번거로운 게 아니었다.

그런데 회장님 어머님께서 안타까운 사정을 인지하시고, 아드님에게 말씀을 하셔서 많은 사람들이 오갈 수 있는 센터를 마련해 주셨다. 자율진동을 하려면 사람들이 모일 수 있는 공간이 필요한데, 장소가 없어 이곳저곳 옮겨 다닐 때는 여러 가지로 힘든 일이 많았다. 그런데 회장님의 어머님께서 그런 일까지도 배려해 주신 것이다.

40년 간 자율진동을 하면서 많은 사람을 봤지만, 회장님 어머님처럼 끝까지 나를 지켜주시면서 편안하게 내가 일할 수 있도록 배려해주신 분은 많지 않다. 이런 점을 특히 감사하게 생각한다.

회장님 어머님께서는 여전히 여러 노인정, 가회동 인근 북촌 마을 이웃에 있는 불우한 사람들에게 온정을 베푸시는 등 많은 봉사활동을 하신다.

요즘 5만원권 지폐를 보면 이율곡의 어머니인 신사임당의 초상이 우리를 반긴다. 그 옛날 자식을 위해 교육에 열성을 보였던 신사임당처럼 오늘날 효자 김 회장님을 최고의 경영자로 키우시고, 세계적인 대기업으로 이끌 수 있었던 것은 역시 신사임당 같으신 어머님이 계셨기 때문이다.

또한 내가 자율진동법 수련을 통해 세계적으로 대한민국의 위상을 높이는 데는 김 회장님과 어머님의 후원이 커다란 힘이 되었다. 그래서 늘 감사하는 마음으로 많은 사람들에게 자율진동법을 수련 지도하고 있다.

오늘 이 시간에도 대한민국 경제시계는 계속 돌아가고 있다. 뜨거운 열정과 인간미 넘치는 카리스마를 갖춘 H그룹의 최고 경영자인 김 회장님과 투명한 영혼을 가지신 어머님이, 인간 본래의 천수인 125세까지 건강하시기를 진심으로 바란다. 또 나의 생명이 다 하는 날까지 어머님의 건강과 모든 가족의 건강을 곁에서 지켜드리고 싶다.

"회장님의 어머님의 말씀대로 많은 사람들을 위해 한국에 머물라는 말씀 기꺼이 받아들이겠습니다."

Part.2

뇌간을 부활시키는
기적의 치유법, 자율진동

자율진동과
우리 몸의 생리학
누구나 125세까지 살 수 있다

모든 인간은 자연치유 능력을 지니고 있다.
일단 그것의 존재를 알고 믿으면 병은 처음부터 없었던 게 된다.

우리 몸이 가지고 있는 자가치유 능력

근대의학의 시조인 히포크라테스는 이렇게 말했다. "사람들은 누구나 스스로 병을 치유할 수 있는 힘을 가지고 있다. 의사는 스스로 가지고 있는 이 자연능력이 발휘될 수 있도록 도울 뿐이다."

그의 말대로 인간은 누구나 날 때부터 자신의 몸에서 생기는 모든 병을 스스로 고칠 수 있는 치유능력을 가지고 있다. 그렇기 때문에 굳이 약을 바르거나 치료를 받지 않아도 가벼운 상처나 감기, 설사, 복통 같은 질환이 자연스럽게 치유되는 경우가 많은 것이다. 의사들이 하는 치료 행위의 주목적도 현재 앓고 있는 병이 다른 병으로 전이되지 않도록 하면서, 환자의 치유능력이 원활히 발휘되도록 적절한 자극과 흥분을 주는 것이다. 그런데 이쯤에서 한 가지 의문점이 생긴다. 과학기술과 문명이 고도로 발달한 오늘날, 인간의 자연적인 치유능력 역시 높아졌을까? 아니, 선천적인 자연치유 능력은 그렇다 치더라도 첨단의학 기술을 이용해도 고칠 수 없는 불치·난치병은 왜 자꾸만 늘어나는 것일까?

인간의 뇌에는 자가치유 능력을 발현시키는 뇌간(무의식층)과 이를 둘러싸고 있으면서 생명력을 관장하고 지배하는 고피질이 있는데, 이 둘은 무척 예민하다. 그런데 환경이 복잡해지고 각종 공해가 심해지면서, 끝도 없이 퍼붓는 정신적인 자극과 충격, 스트레스로 인해 이 뇌간과 고피질은 점점 더 억압되고 위축되어 그 기능을 완전히 발휘할 수 없게 되었다.

반면 뇌의 기관 중에서 대뇌, 즉 다른 동물과 달리 인간만이 가지고 있는 '정신'을 지배하는 대뇌는 사용빈도와 범위가 넓어짐에 따라 상대적으로 점점 비대해졌다. 물론 이 대뇌의 정신활동으로 인해 인간이 현재 영위하고 있는 모든 문화와 기술의 실현이 가능해졌지만, 아이러니컬하게도 대뇌의 기능이 커질수록 귀중한 생명력을 지배하는 뇌간의 생명원은 압박을 받아 위축되는 상황이 된 것이다.

따라서 취약한 인체 부분을 보호하거나 재생시키지 못하는 통에 몸은 외부의 자극에 무방비 상태로 노출되게 되었고, 난치의 질병이 인간의 몸으로 침투하게 된 것이다. 다른 동물들은 앓지 않는 고혈압, 암, 당뇨, 간경화 같은 온갖 난치병은 이러한 불균형에서 유발됐다. 인간과는 달리 야생동물들은 병으로 죽는 경우가 거의 없는 것도 이 때문이다.

그러므로 인간이 건강을 되찾으려면 혹사당해왔던 대뇌를 안정시키고 뇌간에 활력을 주어 본연의 능력을 100% 발휘할 수 있도록 도와야 한다. 그렇게만 된다면 모든 질병은 사전에 예방할 수 있으며, 인간이 본래 누리게 돼 있는 천수 125세까지 누구나 살 수 있게 된다. 모든 동물은 성장기간의 5배를 살 수 있고, 따라서 인간도 성장기간인 25세의 5배, 즉 125년을 살 수 있다는 것은 이미 수많은 과학적 연구를 통해 발견된 사실이다.

그러면 대뇌를 안정시키고 뇌간을 부활시킬 수 있는 방법은 과연 무엇인가? 또 오랫동안 지루하고 어려운 훈련을 하지 않아도 단시간에 그 방법을 터득할 수 있는 비책은 무엇일까? 여기에 자율진동의 이론적 배경이 있다.

신념 상태에서만 뇌간을 부활시킬 수 있다

뇌간의 기능을 회복시키려면 무엇보다 생명력을 직접 조절하는 고피질과 뇌간의 연결통로, 즉 자율신경계를 자극하고 흥분시켜야 한다. 그런데 이 자율신경계는 인간이 인위적으로 움직이거나 자극할 수 있는 기관이 아니라는 점에 바로 문제의 초점이 있다. 그것은 고피질과 뇌간을 억압하는 대뇌의 작용을 거의 잠재우고 자율신경계의 연결작용을 극대화하는 상태, 즉 정신통일의 신념 상태가 되어야 가능하다.

확고한 정신통일 상태, 즉 신념 상태에서 대뇌는 뇌간을 향해 일종의 '명령'을 발동하며, 뇌간은 이 신념에서 발동된 명령에 무조건 복종하도록 프로그래밍 되어 있는 것이다.

불교 경전을 보면 석가는 병을 치료하러 온 환자에게 "병이란 본래 그 실체가 있는 것이 아니라 마음가짐에서 생겨나는 것이니, 마음에서 병이 꺼지면 병도 따라서 소멸되는 것이니라"고 설득시켜 병을 치료했다는 일화가 있다.

만약 "내 병은 진짜 병이 아니라 내 마음에서 생겨난 것일 뿐이니 이제부터 내 병은 없는 것이다"라는 확고한 신념을 가질 수 있다면, 병은 그 자리에서 소멸된다. 석가의 경전을 인용하지 않더라도 그러한 예는 얼마든지 찾아볼 수 있다.

한 청년이 스위스로 여행을 갔다. 호텔에 여장을 풀고 등산을 떠난 그는 갑자기 목이 말라 길 옆 호수의 맑은 물을 떠서 정신없이 마셨다. 실컷 갈증을 잠재우고 제정신이 들자, 호수 옆에 세워져 있는 푯말이 청년의 눈에 들어왔다. 거기에는 프랑스어로 깨알같이 무언가가 씌어져 있었다. 청년은 불어를 읽을 줄 몰랐지만, 글 중에 'Poission'이라는 글자를 발견하고는 그것이 영어의 poison(독)과 같은 뜻이라고 생각했다. 그러고는 그 푯말이 "이 호수에는 독이 들어 있으니 먹으면 안 된다"는 경고문이라고 믿어버렸다. 그러자 그 순간부터 청년은 갑자기 치밀어 오르는 구토와 배의 통증을 느끼기 시작했다. 청년의 얼굴은 백지장처럼 하얗게 질려서 곧 죽을 사람처럼 보였다. 그 상태로 청년은 호텔로 돌아갔고, 청년의 모습을 본 호텔 매니저는 허둥지둥 의사를 불렀다. 청년은 숨을 몰아쉬면서 계속 '독이 전신으로 퍼진 것 같으니 난 곧 죽을 것'이라고 생각하면서 괴로워했다.

드디어 의사가 호텔에 도착했다. 의사가 청년에게 경위를 묻자 그는 자신에게 일어났던 일을 설명해주었다. 그러자 의사는 "불어의 Poission은 영어의 Poison과 스펠링이 거의 유사하지만, 실제로는 물고기란 뜻입니다. 그 푯말은 호수에서 낚시하지 말라는 경고문입니다."라고 일러주었다. 그러자 놀랍게도 그 말이 끝나기가 무섭게 청년을 괴롭혔던 구토는 물론 복통까지 깨끗이 없어졌다고 한다.

'독이 틀림없다'는 신념, 즉 대뇌피질의 생각은 곧 고피질과 뇌간에 도착했고, 그 생각을 받아들인 뇌간은 '독을 먹었으니 배가 아프고 구토가 난다'는 대뇌의 명령에 따라 신체작용을 일으켰던 셈이다.

잠재의식의 능력과 그 활용범위

영국의 저명한 대체의학과 알렉산더 캐논*Alexander Cannon* 박사는 《마음의 숨겨진 힘*The Secret of Mind Power*》이라는 저서에서 "바다에 사는 게는 발 하나가 잘려나가면 그 자리에 다시 새로운 발이 나온다. 사람의 경우도 마찬가지다. 다리가 잘렸을 때 '내 다리는 다시 생겨난다'는 신념만 확고히 세울 수 있다면, 다리는 다시 생겨난다. 다만 '한번 잘린 다리는 다시 생겨나지 않는다'는 잠재의식, 즉 일반적인 상식을 벗어나지 못하기 때문에 다리가 다시 생겨나지 않는 것이다"라는 학설을 발표하여 세계적인 논쟁의 초점이 된 바 있다.

물론 이 주장은 신념의 마력에 대한 지나친 과신에서 나온 해석이라고 볼 수도 있다. 그러나 신념 여하에 따라서 고피질과 뇌간이 상상도 할 수 없는 괴력을 발휘한다는 점만은 부인할 수 없다.

미국 뉴욕 한복판에서 대여섯 살 먹은 아이를 데리고 가던 한 중년부인의 실화가 이를 증명한다. 갑자기 뒤에서 들이닥친 트럭 앞바퀴에 아이가 깔리자 중년부인은 순간적인 괴력을 발휘해, 한 손으로 수 톤짜리 트럭을 번쩍 들어 아이를 끌어내 구한 사건을 들어본 적이 있을 것이다. 이 사건은 전 세계를 경악케 했는데, 그 중년부인의 괴력의 비밀은 바로 신념에 있었다. 즉 바퀴가 무겁다는 관념을 없애고 오직 바퀴를 들어야 한다는 신념만을 가지고 뇌간을 작동시켰기 때문이다. 화재가 나거나 누군가에게 긴박하게 쫓기고 있다고 상상해보라. 그럴 때 우리는 아무리 무거운 물건도 쉽게 들어 올리거나 높은 담도 쉽게 뛰어넘을 수 있게 된다. 평상시라면 불가능했던 일인데도 말이다.

그러면 이 뇌간의 힘은 어느 정도까지 발휘될 수 있는 것일까? 이제 그 한계는 어디까지인가로 자연스럽게 의문이 쏠리게 된다.

필자는 자율진동법을 수차례 유도하는 동안, 전혀 치유가 불가능해 보이는 소아마비 환자들이 그 자리에서 일어나 걷기 시작하는 것을 수없이 목격했다. 뇌성마비 환자나 사고로 몸에 마비가 온 사람들조차 자율진동을 경험하고 난 후에는 정상인과 다름없이 일어나서 걸어 다녔다. 그들은 치유에 대한 절실함 때문에 건강한 사람들보다 더 열성적으로 자율진동에 몰입했고, 그 때문에 매우 빠른 시간에 온몸을 관통하는 기의 순환을 받아들일 수 있게 되었던 것이다. 한 번 뚫린 기의 흐름은 자유롭게 몸을 타고 다녔고, 그 흐름에 따라 마비되었던 팔과 다리가 자연적으로 움직이게 돼 병이 치유된 셈이다. 그러한 사례가 왕왕 일어났기 때문에 오히려 눈에 띄는 치유증세를 보이지 못하거나 완치되지 못하는 환자들이 더 이상하게 보일 정도였다.

자율진동을 가능케 하는 것은 기의 흐름이지만 가장 근본이 되는 것은 바로 신념이다. 신체적 질병을 고치고 건강을 회복하게 할 뿐 아니라 소위 신체정신의학에서 말하는 '초능력'이라는 초현실적 능력까지 발휘하는 이 신념의 힘에 대해서는 다음과 같은 예를 들 수 있다.

태권도 선수들이 십여 장의 벽돌을 쌓아 놓고 맨손으로 격파하는 모습, 5센티미터짜리 대못을 굵은 각목에 대고 이마로 박아 넣는 차력사들의 모습이라든지, 5센티미터 두께의 판자도 관통한 탄환을 무방비 상태의 배로 막아내는 모습, 10톤 트럭에 밧줄을 매고 입으로 끌고 가는 모습, 지나가는 차바퀴 밑에 맨손을 넣고도 자국조차 남지 않는 모습 등등, 이미 우리는 일상에서조차 이런 불가사의한 힘을 목격하고 있다. 이 모두는 우리가 가지고 있는 뇌간의 힘에 의한 것으로, 신념을 세워 훈련하고 응용하면 누구나 다 할 수 있는 일이다.

요가 수행자들이 보여준 놀라운 생체 능력

예전에 인도를 본산으로 한 요가 수행자, 즉 요기들이 무시무시한 생체실험을 한 적이 있었다. 1955년 1월 14일부터 2월 13일까지 이루어진 이 환생실험은 그것을 직접 목격한 일본의 충정홍(沖正弘)이 출간한 《생기 있는 종교의 발견(生きている宗敎の發見)》이라는 책에 의해 세상에 알려졌다. 남인도의 구나난다 Gunananda 사원에서 이루어진 이 실험에

등장한 50대의 요기는 믿을 수 없는 모습을 보여주었다.

요기는 먼저 스스로 자신의 맥박과 호흡을 정지시켰다. 물론 심장도 멎었고, 몇 분 만에 몸 전체가 싸늘하게 식으면서 창백한 시체처럼 변했다. 사람들은 미리 준비한 광목으로 죽은 요기의 몸을 감싼 다음 관 속에 넣고 2미터 깊이로 파놓은 땅 속에 묻었다. 그 위로 흙을 단단히 다진 뒤에 진짜 산소처럼 봉분까지 만들어놓고는 그 곁에서 한 달을 기다렸다. 각국에서 모인 각계각층의 인사들이 현장을 함께 지켰다.

한 달이 지난 후인 1955년 2월 13일, 사람들이 다시 무덤을 파헤치자 관이 모습을 드러냈다. 이 관을 다시 사원 안으로 옮겨 뚜껑을 열어 보았다. 그런데 관속의 요기는 썩지 않고 처음 넣었던 모습 그대로였다. 몸에 감았던 광목을 풀고 평상 위에 뉘인 뒤, 준비해놓았던 향유로 전신을 마사지하자 얼마 지나지 않아 요기의 한 쪽 손이 움직이더니 이어 반대쪽 손도 움직이기 시작했다. 그 후 인공호흡을 실시하자 요기는 눈을 뜨고 의식을 되찾았고, 마실 물을 찾고 전신에 혈색이 돌아오는 등 완전히 정상인으로 회복되었다.

이러한 기이한 현상을 일으킬 수 있었던 힘은 하늘에서 내려온 것도 아니요, 땅에서 솟은 것도 아니다. 바로 요기 자신이 스스로의 뇌간의 힘을 유효적절하게 사용했기 때문에 일어난 일이었다. 초월명상이나 요가를 수행하는 사람들 사이에서 나타난다는 이러한 기적이야말로 바로 인간이 가지고 있는 뇌간의 힘이 어디까지 미칠 수 있는지를 보여주는 단적인 예다.

이처럼 심장과 호흡을 정지시키고도 죽지 않을 수 있는 힘을 가진 인간이 뇌간의 힘을 활성화시키는 법을 몰라 암이나 고혈압, 간경화 같은 병으로 목숨을 잃는대서야 말이 되는가.

프랑스의 고명한 고생물학자이자 지질학자요, 가톨릭 신부였던 떼이야르 드 샤르뎅(Teihard de Chardin, 1881~1955)은 이렇게 말했다.

"인간을 올바로 쳐다보라. 그러면 우리의 생을 좀더 충실하게 만들 수 있을 것이다."

예로부터 인간은 만물의 영장이요, 소우주라 했다. 인간에게는 광대무변한 정신력과 그것을 발휘할 터전이 있고 아울러 전 우주와 소통할 수 있는 비상한 초능력을 보유하고 있다는 사실을 의심하지 말라.

제갈량과 홍타시의 신념

제갈량(諸葛亮, 181~234)이 위나라 군대를 맞아 오장원두에서 최후의 일전을 겨룰 때였다. 행군을 하는 도중 거센 바람이 불어 군기가 꺾였고, 제갈량은 이를 불길한 징조로 받아들였다. 결국 그는 전장에서 병을 얻었고 백방으로 처방을 구했으나 효과를 보지 못한 채 세상을 뜨고 말았다.

그러나 비슷한 사건을 두고 전혀 다르게 반응해 승리를 거머쥔 사람이 있었으니, 그가 바로 청나라 2대 왕인 태종 홍타시(弘他時, 재위 1626~1643)다. 명나라와의 최후의 일전을 앞둔 아침, 밥상의 상다리가 갑자기 부러졌고, 상다리가 부러지면서 밥이며 국이며 모두 쏟아지게 되었다. 그리고 그것 때문에 홍타시는 아침을 거를 수밖에 없었다. 그러나 당대의 영웅이요, 천자의 기상을 타고 난 홍타시는 그 순간 무릎을 치며 이렇게 생각했다고 한다. '됐다! 이 싸움에선 이겼다. 오늘부터는 이런 나무소반이 아니라 명나라 궁중에서 쓰는 금소반에 밥을 먹으라는 하늘의 계시다.' 그리고 의기충천한 홍타시의 기상은 전군을 필승의 신념으로 몰아넣어 명나라 군대를 격파하고 그로 하여금 중원을 손에 쥐게 만들었다. 그가 만약 '불길하다. 오늘 싸움에 질 것 같다'고 믿었다면 그 신념이 뇌간에 영향을 미치고 결국 몸의 에너지가 원활하게 작용하지 않아 승리를 일궈낼 수 없었을 것이다.

신념, 그 하나가 성패를 좌우하는 관건이 된다는 것을 이 일화를 통해 우리는 확실히 알 수 있는 것이다.

사람의 몸과 진동 현상

피타고라스는 지금으로부터 약 2,500년 전 이미 "우주 만물은 파동으로 되어 있다"고 말한 바 있다. 그는 근원을 살펴보면 결국 모든 세상 만물들이 파동(진동)으로 이루어져 있다는 사실을 알고 있었다. 빛도 소리도 물질도 결국 파동의 범주에 속해 있는 것이다.

과거, 고전 물리학의 대가인 뉴튼은 우주를 구성하는 근본 입자가 있다고 믿었으며, 원류를 찾아들어 가다보면 결국 가장 작은 입자를 찾을 수 있다고 주장했다. 그러나 현대물리학의 정수로 불리는 양자역학에 이르러 그러한 믿음은 깨지기 시작했다. 하이젠베르크나 닐스 보어로 대변되는 세계적인 양자역학 학자들이 원자를 구성하고 있는 미립자들은 입자와 파동의 형태를 모두 지니고 있음을 증명한 것이다.

입자인가 하면 파동이고 파동인가 하면 입자로 나타나는, 이 미묘한 극미립자의 세계는, 대상과 관찰자의 의식이 분리될 수 없음을 보여준다. 관찰자가 입자라고 생각하면 입자로 보이고, 파동이라고 생각하면 파동으로 보이는 양자의 세계는, 위치와 속도를 동시에 확정지을 수 없다는 하이젠베르크의 '불확정성의 원리'로도 설명될 수 있다.

결국 우주는 고정불변의 질료로 구성되어 있지 않으며 의식과 경계가 분리될 수 없는 하나의 연결망을 형성하고 있다는 사실이 과학적으로 증명된 것이다. 우리가 객관적으로 존재한다고 믿는 경계가 사실은 우리의 주관적 의식에서 생겨났다는 것, 그리고 의식과 경계가 하나의 패턴 속에서 거대한 하나의 에너지 연결망을 이루며 파동을 통해 서로 상호작용하고 있다는 사실이 증명된 것이다.

결국 떨림, 즉 진동이라는 것은 이 세상이 만들어진 근본 바탕으로 그러한 진동 현상이 없으면 만물은 존재할 수 없다. 그리고 그 진동은, 작은 차원에서 보면 파동이요 진동이지만 우주적 차원에서 보면 회전과 수축, 팽창 같은 움직임으로 확장될 수 있는 것이다.

이렇듯 우주에 진동 현상이 존재하고 만물이 파동으로 이루어져 있는 것처럼 우리 인간의 각 부분도 적절한 진동이 필요하다. 그리고 질병은 세포나 기관에 진동이 부족할 때, 즉 각 부분의 움직임이 약할 때 오는 것이다.

인간의 몸은 각각의 세포와 기관으로 이루어져 있고, 그것들은 나름의 생명력이 있어서 각각 서로 다른 기능과 역할을 수행하고 있다. 그러나 만약 환경이나 부정적인 사고로 인해 그러한 기능이 저하되고 통제 시스템을 벗어나게 되면 질병이 발생하는 것이다. 즉 세포들이 다른 것들과 조화를 이루려고 하지 않고 독자적인 생명유지 방법을 모색하거나 외부의 세균에 지배당하면, 즉 규정된 진동의 범위를 초과하거나 그것에 미달되면 병이 나타나게 된다. 그러나 우리 몸에는 이미 잘못된 것을 정상으로 되돌려놓을 수 있는 강력한 치유능력이 있다. 진동이 바로 그것이다. 즉 우리는 바로 만물의 근원인 진동을 통해 자연치유 능력을 발현시킬 수 있는 것이다.

진동은 뇌의 고피질과 뇌간의 생명현상을 밖으로 표출하는 것으로, 자율진동법을 이해하는 데 단초가 되는 매우 중요한 원리다. 편안한 상태에서 자연스럽게 진동이 생겨나는 것을 느끼고 그 진동의 치유능력을 믿는 아주 간단한 방법만으로도 자신을 괴롭히던 질병은 치유되기 시작한다.

뇌의 구조와
신피질의 기능

신피질의 활동은 인간을 만물의 영장으로 만들어준 결정적인 요소일 뿐 아니라,
신체의 각 부분이 보내는 메시지를 분석하여 지령을 발신하는 곳이기도 하다.
그것은 한시도 쉬지 않고 빈틈없이 그 임무를 수행하고 있다.

인간의 본질은 무엇인가?

1735년 스웨덴의 박물학자인 린네는 지구상에 있는 온갖 동물과 식물을 분류하여 라틴어로 각각의 동식물에 성과 이름을 정해 학명을 붙여 놓았다. 그리고 그 각각의 동식물에 대한 특징을 간단하게 설명했다.

특히, 인간에 대해서 그는 호모 사피엔스*Homo Sapiens*, 즉 '지혜 있는 사람'이라고 명명해 놓고 그 특징으로 그리스의 유명한 철학자 소크라테스의 격언인 '너 자신을 알라'는 간단한 설명을 붙였다. 여기서 '너 자신을 알라'는 말은 '인간이란 무엇인가'라는 말로 다시 바꿀 수 있을 것이다. 그리고 그것은 인류가 지구상에 살아온 이래 수없이 숙고되어 왔던 주제이다.

물론 지금 이 시점에서 '인간은 이러이러 해야 한다'는 이상적인 인간상을 말하려고 이런 얘기를 꺼낸 것은 아니다. 이러한 예는 인간이 다른 동물과 어떤 차이를 가지고 있으며, 인공두뇌가 인간을 대체할 수 없는 이유가 무엇인지 이해하기 위한 것이며, 또한 그것이 이 장의 목표이기도 하다.

그러면 인간이 다른 동물과 어떻게 다른지 구조적인 측면부터 살펴보자.

인간의 모든 사상을 빚어내고, 모든 행동을 조종하는 것은 개개인이 가지고 있는 뇌다. 뇌는 사람에 따라 조금씩 다른 방식으로 작용하지만 그 근본원리는 모두 같을 뿐 아니라 놀랍게도 뇌의 조직 속에는 인간의 본질까지 숨겨져 있다. 그래서 뇌의 작동 원리가 동물이나 컴퓨터의 그것과 어떻게 다른지 파악하면 인간의 본질을 알 수 있는 것이다.

그러나 뇌의 작동원리에 대한 연구는 심리학, 철학, 교육학, 논리학 등 여러 분야에서 오랫동안 이루어져 왔지만, 뇌의 구조가 워낙 복잡해서 정확한 실체를 파악하는 것은 힘들었던 게 사실이다. 물론 지금은 과학의 발달로 뇌에 대한 연구가 급진전돼 그 개요를 어느 정도 파악할 수 있게 되었지만 말이다.

정신을 만드는 대뇌 신피질

인간이 동물과 다른 점은 정신을 만들어 내고 관장하는 대뇌가 발달돼 있다는 것이다. 이 점에 대해 의학의 아버지인 히포크라테스는 이렇게 말했다.

'사람은 뇌에 의해서만 기쁨, 즐거움, 웃음, 농담, 탄식, 고통, 슬픔, 눈물을 느낄 수 있다. 특히 우리는 뇌가 있기 때문에 사고하고 듣고 보고, 미추를 구분하고 선악을 판단하고, 쾌락과 불쾌함을 감지할 수 있는 것이다.'

인간이 인간으로서 가질 수 있는 존엄성과 심오한 정신력을 발휘하고, 자신의 행동을 운용·조절하게 된 것은 모두 대뇌가 다른 동물들에 비해서 월등하게 크고 발달돼 있기 때문이다.

뇌는 신경세포로 구성되어 있으며, 이 세포 수의 많고 적음이 곧 뇌 작용의 우세를 나누게 된다. 즉 고등동물에서 하등동물로 갈수록 그 수가 적어진다. 문어의 뇌세포는 약 2억 개, 원숭이는 약 8억 개로 알려져 있는데 인간의 뇌세포는 전체적으로 파악하기 힘드나 고등한 정신을 만들어내는 대뇌세포만도 약 140억 개에 달한다. 이 신경세포들은 대뇌의 표면을 둘러싸고 있는, 두께 약 2.5mm의 얇은 피질로 감싸져 있어 꼭 만두껍질과 같은 형태를 갖추고 있는데 이를 대뇌피질이라고 한다.

이 대뇌의 표면에 있는 대뇌피질은 신피질이라고도 하는데 '신(新)' 자를 붙인 이유는 그것이 대뇌의 고피질이나 기타 다른 뇌(뇌간)보다 극히 최근에서야 발달된 부분이기 때문이다. 인간의 다른 뇌(뇌간)나 대뇌의 고피질은 하등동물에서 인간으로 진화하는 과정, 즉 약 4억 년의 긴 세월 동안 계속 발달돼왔고, 원시적인 형태를 아직까지도 보존하고 있다. 그러나 신피질은 린네가 명명한 호모 사피엔스, 즉 지혜를 갖춘 인간

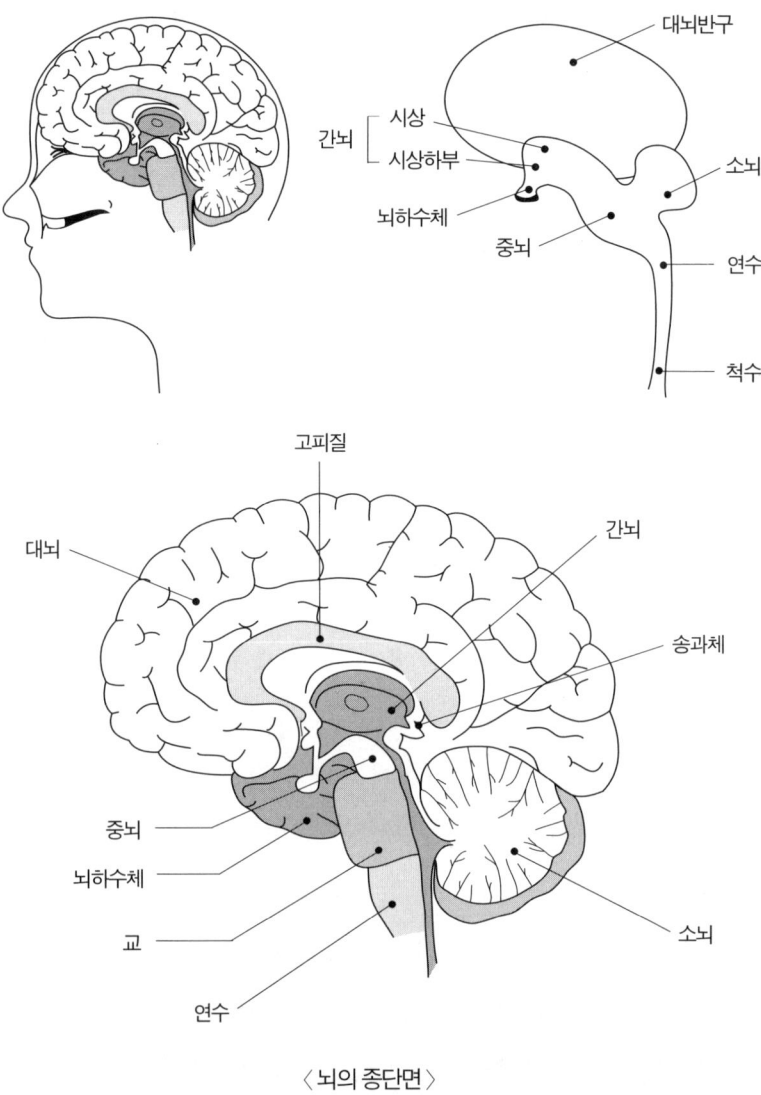

시상

시상하부

간뇌

뇌하수체

중뇌

대뇌반구

소뇌

연수

척수

고피질

대뇌

간뇌

송과체

중뇌

뇌하수체

교

연수

소뇌

〈 뇌의 종단면 〉

으로 발달하고 난 후, 즉 약 1만 5,000년 사이에 급속히 발달한 것이다.

개구리, 뱀 같은 동물의 대뇌는 거의 고피질뿐이고, 신피질은 극히 소수의 동물들에게만 있다. 고등동물일수록 대뇌의 신피질이 발달했고 인간의 대뇌피질은 거의 신피질이 차지하고 있다. 그래서 고피질은 신피질에 밀려서 대뇌반구의 안쪽으로 말려들어가 있는 것이다. 그러므로 대뇌의 신피질을 인간을 특징짓는 정신이 생겨나는 곳이라고 말하는 것이다. 즉 현재의 인류문화가 발달하게 되기까지 그 이면에는, 대뇌 신피질의 발달이 있었던 것이다.

늘지도 줄지도 않는 뇌세포

약 140억 개에 달하는 신피질의 세포들은 어떤 활동을 하고 있을까? 140억 개의 세포들은 모두 하나의 신경망으로 얽혀 복잡미묘한 정신작용을 관장한다. 재미있는 것은 인체의 다른 세포와 달리 이 신피질의 세포 수는 절대 늘거나 줄지 않는다는 사실이다.

인체의 다른 부분에 있는 세포들은 사람이 성장함에 따라 급속도로 숫자가 늘어난다. 어린아이의 신체 세포 수가 약 2조 개라면, 어른이 되면 그 수는 50조 개 정도로 늘어난다. 뿐만 아니라 신체의 각 부분 세포는 시시각각 신진대사를 통해 3년이 지나면 몸 전체의 세포가 완전히 새로운 것으로 대체된다. 그러나 신피질의 세포만은 날 때부터 140억 개라는 수를 그대로 가지고 나오며 한 번 세포가 파괴되면 절대 재생되지 않고, 다른 신체의 세포들처럼 변형되지도 않는다.

이런 특징을 가진 신피질의 뇌세포들은 신경으로 서로 연결되어 인간

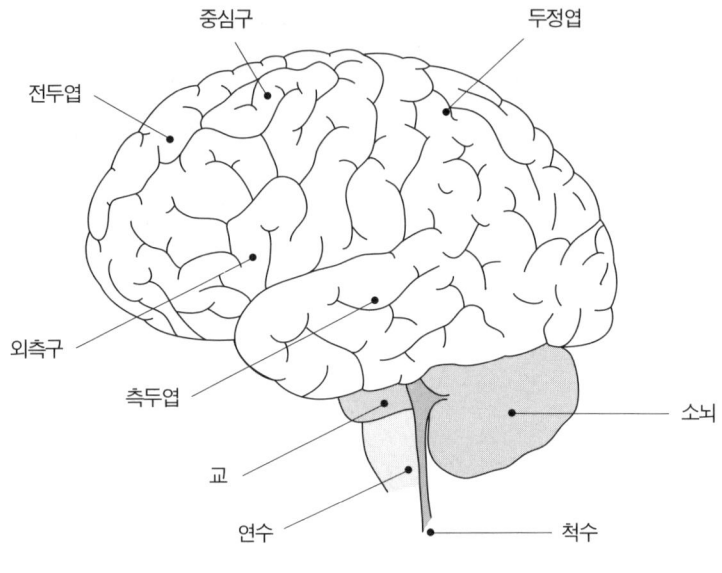

중심구   두정엽
전두엽
외측구
측두엽
교
연수   척수
소뇌

〈 대뇌반구의 외측면 〉

만이 할 수 있는 모든 정신현상을 관장한다. 물론 대뇌 전체가 공동으로
한 가지 일을 하는 것은 아니다. 각 부분별로 하는 일이 분업화돼 '운동
야'에서는 몸의 움직임을, '감각야'에서는 시각, 청각, 후각, 피부감각
등 오감을, '연합야'에서는 인식, 이해, 지각 등 모든 정보처리와 사고,
창조, 의도 등의 노력과 의지 분야를 관장하고 있다.

　이러한 신피질의 활동은 인간을 '만물의 영장'으로 만들어주었고,
우주의 만유를 지배해 오늘의 인류문화를 쌓아올린 원동력이 되었다.
정신의 발원처인 신피질은 신체의 각 부분, 말단 세포에까지 체성신경
이라는 신경을 배선하여 그로부터 받은 정보를 분석해 각종 지령을 발
신하는 등 지금도 그 임무를 빈틈없이 수행하고 있다.

생명력과 무관한 신피질

그런데 이 신피질의 활동에는 한 가지 모순이 있다. 감각, 인식, 사고, 기억, 판단, 창조, 노력 등 지성·이성의 총 본산이요, 인류를 영장으로까지 끌어올린 신피질은 인간에게, 아니 생명을 가진 존재에게 가장 중요한 '생명력'과 아무런 연관이 없다는 사실이다. 신피질은 주로 신체의 외부에서 일어나는 현상과 관련되어 있고, 그것을 통해서 인간을 보호하고 발전시켜 나갈 뿐, 신체의 내부와는 무관하다.

예를 들어 눈으로 보고, 귀로 듣고, 입으로 맛을 보고, 코로 냄새를 맡고, 피부로 느껴 얻은 정보는 신피질에 들어가 분석·처리된다. 그러나 신피질은 이 정보를 다시 몸에 알맞도록 지령화해 신체의 외부로 전달·실행할 뿐, 인체의 생명력을 쥐고 있는 내부의 장기에서 일어나는 일과는 전혀 관련이 없고 이를 지배하거나 조정할 능력도 가지고 있지 않다.

음식을 먹을 때를 예로 들어보자. 신피질은 음식이 식도로 넘어가기까지 감각기관을 통해 음식의 상태를 인식하지만, 일단 식도를 통과한 뒤에는 그 음식물이 내부 장기에 들어가서 어떤 작용을 하고 있는지 전혀 모른다. 음식물이 위로 들어가면 위액과 다른 장기에서 분비된 각종 호르몬이 가세해 소화를 시키는 것, 그 과정에서 흡수된 영양분이 혈관을 통해 신체의 각 세포에 공급되는 것, 당화된 양분이 췌장에서 분비된 인슐린에 의해 에너지로 바뀌는 과정, 산소를 공급하고 탄산가스를 배출시키는 복잡한 생리작용을 하는 호흡기의 작용 등 사람이 살아 있는 한 단 1초도 멈추지 않고 일어나는 일들을 신피질은 모르고 있다. 인간의 정신을 관할하는 신피질은 이 과정 어느 것 하나도 조절하지 못한다. 그렇다면 이와 같은 존엄한 생명현상은 어느 뇌가 지배 · 관할하고 있으며 그 시스템은 어떻게 되어 있는 것일까?

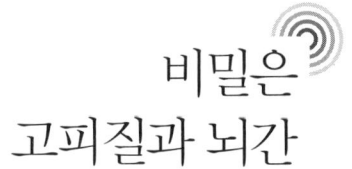

비밀은 고피질과 뇌간

사형수에게 동맥을 끊었다고 말하고, "네 피가 1천 방울 떨어지는 순간 너는 죽을 것이다."라고 말을 하면 십중팔구 방울소리가 1천 번 난 그 순간에 사형수의 숨이 끊어지고 만다. 사실, 동맥을 자른 것도 아니요, 방울소리는 피가 떨어지는 소리가 아닌 물방울 소리였는데도 말이다.

두 개의 독립왕국

우리의 몸에는 우리가 마음대로 할 수 없는 두 개의 독립국이 있는데 그 하나는 내장 왕국이요, 다른 하나는 호르몬 왕국이다. 이 두 왕국은 대뇌의 신피질의 지배를 받지 않고 독립적으로 그 현묘한 생명상태를 영위하고 있는데 그 활동의 중추는 뇌간이다.

뇌간은 간뇌(시상과 시상하부), 중뇌, 교, 연수로 길게 연결되어 있고, 대뇌의 한복판에 푹 파묻혀 있다. 그러므로 뇌를 노출시켜도 간뇌와 중뇌는 보이지 않는다. 이 뇌간의 각 부분은 맡은 바 임무가 각각 다르지만 전체적인 생명현상을 맡고 있는 생명의 주체라고 할 수 있다.

뇌간은 하등동물, 즉 물고기 같은 동물에게서도 찾아볼 수 있으나 의식, 정신과는 관계가 없다. 다시 말하면 대뇌 신피질이 정신, 즉 의식작용을 하는데 비해 이 뇌간은 완전 무의식 상태로 작동한다. 신피질이 플러스(+)라면 뇌간은 마이너스(-) 역할을 하고 있는 셈이다.

정신 밖에서 묵묵히 우리의 건강을 보장하고 있는 뇌간은 신피질이 수면이라는 휴식을 취하고 있는 동안에도 평생 1분 1초도 쉬지 않고 우리의 건강을 감시해준다. 구체적으로 말하면 뇌간은 우리 내장의 활동과 혈액의 성분, 체온 등 모든 것을 조절해 우리의 건강을 지켜주는 생명의 원천이요, 그 본질이다.

그러므로 대뇌의 신·구피질은 절단하거나 제거해도 생명에 지장을 초래하지 않지만 뇌간은 상처는 고사하고 약간의 충격만 가해져도 생명이 위험할 수 있다. 우리가 흔히 말하는 뇌진탕도 대뇌의 충격을 말하는 게 아니라 뇌간의 충격을 뜻하는 말이다.

뇌의 대부분은 대뇌가 차지하고 있으며 간뇌, 중뇌, 교, 연수를 합한 뇌간은 대뇌의 중심에 내포되어 척수와 연결되어 있다.

내장 왕국은 자율신경에 의해 조율되는데 이는 대뇌 신피질의 체성신경과 마찬가지로, 통합의 중추와 내장의 정보를 신경 중추에 전달하는 상행 신경로, 신경 중추에서 명령을 내장에 보내는 하행 신경로에 의해 뇌간과 내장이 긴밀하게 연결되어 있는 상태로 움직인다.

그러면 또 하나의 독립 왕국인 호르몬 왕국을 조율하는 것은 무엇일까? 이 호르몬 왕국은 내장 왕국과 마찬가지로 자율신경을 통해 통솔되고 있으며, 그 중추 역시 뇌간이다. 그러나 실질적인 기능을 담당하고 있는 것은 다름 아닌 뇌하수체다. 뇌하수체는 뇌간의 간뇌 밑인 시상하

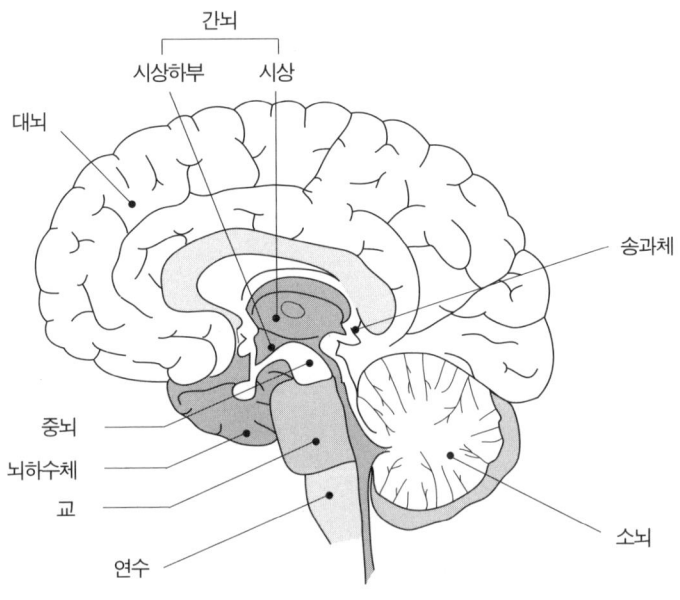

〈 뇌의 종단 내측면 〉

부로부터 돌출된 작은 돌기로, 그 휘하에는 갑상선, 상피소체, 췌장의 랑게르한스섬, 부신피질, 정소 태반, 위와 소장점막, 기타 송과체, 흉선, 비장 등 내분비선이 있다.

뇌하수체는 그것에서 분비되는 호르몬인 부신피질 자극호르몬(ACTH), 갑상선 자극호르몬(TSA), 생식선 자극호르몬(FSH, LH) 등의 호르몬을 통해 호르몬 왕국을 이끌어 나가는데, 즉 다른 내분비선에 자극을 주어 적절한 호르몬의 분비를 촉진시키는 작용을 하고 있는 것이다.

이렇게 내장 왕국과 호르몬 왕국 이 두 왕국은 마치 동맹국과 같은 위치에서 신경성 조절과 체액성 조절로 우리의 몸을 보호하고 있다. 특히, 내장과 호르몬은 뇌간의 통솔 하에 신비한 생존현상을 영위하고 있으므로, 앞으로는 이 두 왕국의 신경작용을 통합하여 '뇌간 작용'이라고 부르기로 하겠다.

신비한 뇌간의 초능력

뇌간 작용은 각종 장기를 운용하는 것에 그치지 않고, 존엄한 생명력을 발현시키고 신체의 안전을 보장하기 위해 실로 우리가 상상할 수도 없는 불가사의하고도 신비한 힘, 즉 초능력을 발휘하고 있다.

예를 하나 들어보자. 우리가 몸에 어떤 부상을 입었을 때 굳이 약을 먹거나 연고를 바르거나 치료를 하지 않아도 시간이 흐르면 모든 상처는 자연적으로 봉합되어 원래 상태대로 돌아간다. 이는 우리에게 내재되어 있었던 신비한 능력, 즉 어떤 상처나 신체의 안전에 지장이 있을 때 위험물질을 제거하고 몸을 보안하도록 되어 있는 본능적인 능력이 발현됐기 때문이다.

이렇듯 인간이라면 복통이나 설사, 두통, 요통, 각종 염증, 외상 등 모든 질환을 스스로 치유할 수 있는 능력을 가지고 있는데 그 능력의 발현처가 바로 뇌간이다. 뇌간은 비단 그러한 치료능력뿐 아니라 실로 무한한 신비의 힘을 가지고 있다.

요가 행자인 요기들이 심장과 호흡을 정지시킨 상태로 한 달 동안이나 있다가도 다시 소생하는 것, 연약한 여자의 힘으로 트럭을 한 손으로 들어올리는 것, 콘크리트 벽을 기합 한 번에 죽창으로 관통시키는 것, 나체로 나무상자 속에 들어가 그 상자에 석유를 끼얹고 불을 질러서 상자가 다 타도록 해도 화상 하나 입지 않고 툭툭 털고 걸어 나오는 것 등 비상하고 기적적인 능력은 이 뇌간의 잠재능력을 발휘시킴으로써 가능해진다.

이 뇌간의 잠재능력만 적시에 발휘시킬 수 있다면 퍼붓는 총탄도 안전하게 피할 수 있다는 사실은 전쟁 당시 수많은 장병들에 의해서 입증되었다.

그뿐 아니라 뇌간은 멀쩡한 사람을 죽이고 살리는 능력도 가지고 있다. 예를 들어 일시적인 소화불량 정도인 환자에게 유명한 병원의 의사들이 "위암 말기이므로 수술도 할 수 없고 다른 치료법도 없습니다. 당신은 1개월 이내에 죽게 될 것입니다"라는 진단을 내리면 그 환자는 1개월 내에 꼭 위암으로 죽게 된다는 것이다.

해외에서 이루어진 실험결과도 이를 증명한다. 한 사형수에게 "이제 사형을 집행하겠다. 그러나 교수형이나 총살이 아니고, 손의 동맥을 끊어서 피를 뽑아 죽일 것이다." 하고 선고한 후, 사형수의 눈을 가린 뒤에 동맥을 끊는다고 하면서 엉뚱한 근육을 찌르고는 "동맥이 끊겨 피가 흐르는데 이 피가 1천 방울만 떨어지면 너는 죽는다." 하고 암시를 주었다고 한다. 그러면서 마치 핏방울이 떨어지는 소리인 양 옆에서 물방울을 하나 둘씩 떨어뜨리고, 사형수에게는 그 소리를 들으면서 방울의 수를 세라고 했다. 그러자 얼마 후, 그 사형수는 자기 핏방울이 떨어지는 소리인 줄만 알고 물방울 수를 하나, 둘, 셋 하고 세다가 1천 방울을 세는 순간 생명이 끊어지고 말았다고 한다.

이 실험은 특히 유럽에서 여러 차례 이루어졌는데, 실험대상이 된 사형수는 한 사람의 예외도 없이 모두 죽고 말았다. 이 이야기는 우리에게 어떤 의미를 전달해주는가? 생각으로 사람을 죽일 수도 있다는 것은, 역으로 생각하면 생각의 힘(즉 뇌간의 힘)을 사용하면 죽을 사람도 다시 살아나게 할 수 있다는 결론을 가져다준다. 뇌간의 힘은 그것을 어떻게 이용하느냐에 따라서 생(生)을 사(死)로, 사(死)를 생(生)으로 이끌 수 있다는 것이다. 그렇기 때문에 인간들이 자신이 가지고 있는 뇌간의 힘을 알지 못하고 속절없이 목숨을 잃는 것을 생각하면 안타깝기 그지없다.

그래서 자율진동법이 유용한 것이다. 이런 불의의 변고를 사전에 막고 인간이 타고난 천부의 수명인 125세의 천명을 누구나 다 누릴 수 있도록 지도하고 실천하는 것이 바로 자율진동법의 궁극적인 목적이 아니겠는가.

뿐만 아니라, 모든 동물들은 인간과 같이 정신력, 즉 대뇌 신피질이 발달되어 있지 않기 때문에 생을 영위하고 종족을 보존해 나가는 데 있어 본능적인 능력을 발휘한다.

먼 옛날 원시시대부터 4억 년의 긴 세월 동안 퇴화되지 않고 간직되어 있는 인간의 뇌간에도 이런 본능들이 내포되어 있다. 평상시에는 대뇌 신피질이 과도하게 흥분되어 있거나 억압돼 있는 상태이기 때문에, 뇌간의 능력이 발휘되지 못하는 것뿐이다. 그래서 오직 신체가 위급해졌을 때만 안전보장을 책임 맡은 뇌간의 힘이 자동적으로 발현되는 것이다.

자율진동법의 목표는 그렇게 억압되어 있는 뇌간의 능력을 수시로, 필요에 따라서 언제라도 자유자재로 발휘시키는 것에 있다. 그리고 그 것을 위해서 지금부터는 이 뇌간이 지닌 초능력에 대해 독자들이 한치의 의심도 가지지 않도록 좀더 상세히 설명하려 한다.

고피질의 성격과 구조

어떤 이들은 "의식작용을 하는 대뇌 · 신피질의 정신작용과 완전 무의식층인 뇌간을 연결해, 우리의 의식이 뇌간을 지배하도록 하면 될 것 아닌가?" 하고 반문할지 모른다. 그러나 문제는 그 어떤 방법으로도 의식층인 신피질과 무의식층인 뇌간을 직접적으로 연결할 수 없다는 것이다.

병이 나거나 아플 때 치료능력을 쥐고 있는 뇌간에게 "이 병을 고쳐."라고 명령해도 그 명령만으로는 뇌간을 한 치도 작동시킬 수 없다. 그러나 자고로 만물의 영장인 인간이 못할 일은 없었다. 막다른 길에서도 통하는 길을 내고, 뇌간을 이용하는 방법이 있음을 발견하지 않았던가. 그러면 도대체 어떤 방법을 사용할 수 있을까?

일단 대뇌의 고피질을 이용하는 방법이 있다. 고피질은 신피질과 같이 대뇌의 일부이다. 즉 지금은 새로 생겨난 신피질이 대뇌의 중추가 되었지만, 4억 년 전 원시시대부터 발달해 생명을 관장해온 고피질은 아직도 본능의 중추로서 동물이나 인간의 모든 본능을 맡아 관할하고 있다.

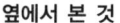
옆에서 본 것

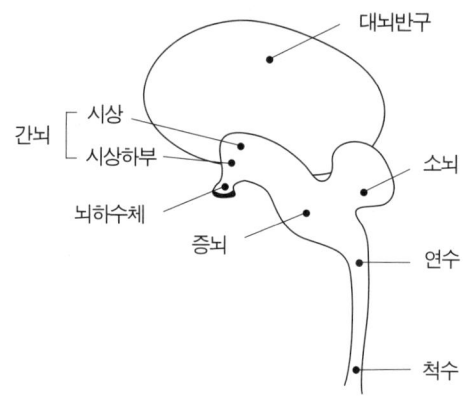

대뇌반구

시상
간뇌
시상하부

뇌하수체
중뇌

소뇌

연수

척수

뒤에서 본 것

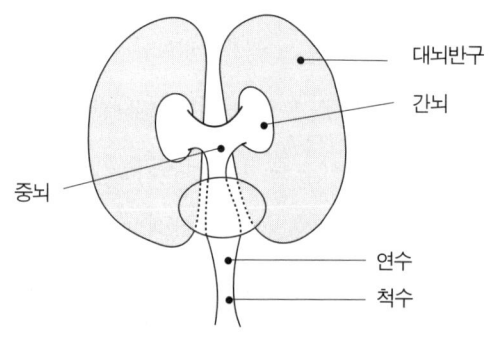

대뇌반구

간뇌

중뇌

연수
척수

〈 중추신경모형 〉

　또한 고피질은 체력 유지를 위한 식욕, 종족 보존을 위한 성욕, 원활한 생을 영위하기 위한 군집욕 등 기본적인 생명의 현상을 관장할 뿐 아니라, 이 본능적 욕구가 만족되었을 때 느끼는 쾌감, 불안할 때 느끼는 불쾌감, 본능의 충족을 위해 서로 싸울 때 느끼는 노여움, 적이 나보다 우세할 때 느끼는 공포심 등 본능적인 감정을 지배하고 있다.

　그것은 생명현상을 유지해 나가는 데 필요한 기본적인 생명력을 강건하게 실현시키려는 데 주된 목적이 있는 기관인 만큼, 그대로 방치하면 인간으로서 취해야 할 자세와는 달리 본능에 사로잡히기 쉽다. 그러므로 신피질이 이 고피질을 적절히 억제해 도리에 맞게 지도해 가는 것이다.

그러나 이 신피질이 지나치게 발달되거나 고피질을 과도하게 억압하면 고피질은 위축·약화되고, 약화된 고피질의 상태가 뇌간에 전달되어 불치병과 난치병을 유발하게 된다. 그러므로 건강해지려면 신피질과 고피질, 뇌간 이 셋의 관계가 어느 한쪽으로 치우치지 않고 균형을 이루도록 조절하는 게 절실히 필요하다.

다시 말해 건강하고 굳세게 살아나갈 수 있는 생명의 기본활동, 즉 동물과도 같은 자연스러운 몸을 만들어주는 힘은 고피질에 있고, 멋있고 인간답고 지적으로 살아갈 수 있는 인간만의 특질을 만들어주는 힘은 지성과 이성을 관장하는 신피질에 깃들어 있으므로 완전한 모습으로 살아가려면 이 두 개의 힘을 잘 조절해야 할 필요가 있는 것이다. 이 두 개의 피질은 결코 서로 무관하지 않으며, 지성과 이성을 관할하는 신피질은 본능에 충실한 고피질을 적절히 억제함으로써 원활한 사회생활을 보장하고, 신피질의 활동이 과도했을 때는 고피질의 활력이 이를 조절해 생명력이 넘치게 해줄 수 있다.

따라서 신피질의 억압이 지나치게 강하면 고피질의 활력은 그만큼 쇠퇴하여 기가 약해지면서 먼저 노이로제 현상이 찾아들게 마련이고, 이렇게 되면 고피질에만 문제가 생기는 게 아니라 신피질의 활동도 따라서 둔화되어 그 능력이 위축되거나 상실되게 된다. 그렇기 때문에 지

능을 높이고 창조의 정신을 육성하는 신피질의 활동을 건전히 하는 것
도 중요하지만, 억압되기 쉬운 고피질을 때때로 해방시켜 이를 조절해
주어야만 예측할 수 없는 불의의 참변을 막을 수 있는 것이다.

네덜란드의 문화역사가 호이징거 *John Huizinga*가 《호모 루덴스
Homo Ludens》즉 '유희하는 인간' 이라는 저서를 펴서 문화와 인간 행
동의 전부는 유희한다는 데 그 근거를 두고 있다고 설파한 것도 이 고피
질의 역할에 바탕을 둔 것으로 이해할 수 있다.

고피질의 고차원적 능력

고피질의 주된 기능은 오늘의 생리학으로도 그 정체를 완전히 파악
할 수 없을 만큼 독특하고 신비하다. 신피질이 의식작용을 생성하는 반
면, 고피질은 뇌간, 대뇌의 중심 깊은 곳에 자리하면서 주로 인간의 중
요한 생명현상을 만들고 있는 것들을 보호한다.

학명으로 대뇌변연계(limbic system) 혹은 변연피질이라고도 하는 이
고피질은 뇌간을 보호할 뿐 아니라 뇌간의 일부인 간뇌의 시상하부에서
뇌간과 신경으로 연결되어 뇌간의 전체 운영을 지배 · 조절하는 기능도
하고 있다. 뿐만 아니라 대뇌의 신피질과도 연결되어 있다. 이것은 이른
바 위와 아래와 소통하는 중간의 '제로점' 에 위치하고 있는 것이다.

그러나 고피질은 신피질의 명령에 의해 억압되는 것은 아니다. 그것
은 52개 구역으로 나뉘어 있는 신피질 각 분야의 활동이 강할 때, 자연

히 그 반사작용으로 억제되는 것이다.

밖이 흥분하고 있으면 안이 억제되고, 안이 흥분한 상태이면 바깥쪽이 억제되는 것은 물리현상의 자연적인 작용이기 때문에 과도한 신피질의 흥분 상태는 자연히 고피질을 계속 억제할 수밖에 없는 것이다. 특히 오늘날처럼 환경이 생존을 위협하고 경쟁이 치열해지는 상황에서 고피질은 더더욱 억제될 수밖에 없다.

더욱이 신피질의 명령은 고피질에 그대로 전달되지 않는다. 즉 우리의 정신, 생각하는 바가 그대로 고피질에 영향을 끼치는 것은 아니라는 소리다. 앞에서 말했던 바와 같이 흥분과 억제 관계는 근본적으로 그 메커니즘이 다르기 때문이다. 흥분과 억제는 물리적 현상을 내포하고 있는 통상적인 공식과정이지만, 명령과 복종관계는 이와는 판이한 시스템을 가지고 있다.

따라서 신피질이 고피질에 관련된 어떤 것을 명령한다 해도 근본적으로 그 두 개 시스템의 본질이 다르기 때문에 신피질의 52개 구역에서 통일된 명령이 아닌 이상, 고피질은 절대로 받아들일 수 없다.

고피질은 신피질의 신념에만 복종

고피질을 움직일 수 있는 신피질의 명령은 완전히 통일된, 즉 대뇌 신피질의 어떤 부분에서도 이의가 없는 '신념'이 확립된 명령이 아니고서는 안 된다. 조금이라도 의심스러운 여지가 있는 명령은 신피질 자체가 차단해 고피질로의 연결을 거부하는 동시에 고피질 자체도 이러한 의심이 드는 명령은 받아들이지 않는다. 털끝만치라도 의심이 가는, 신념이 확립되지 않은 명령은 신피질과 고피질을 연결시킬 수 없다.

그 대신 신념이 확립된, 즉 의심 없이 통일된 신피질의 명령이라면 고피질에게 그대로 받아들여져 그 즉시 생명력을 쥐고 있는 뇌간에 전달되고 의식 없는 뇌간은 고피질이 내린 이 명령에 복종한다. 뇌간은 옳고 그르고 좋고 나쁘고를 판단할 수 없기 때문에, 고피질이 내린 명령을 그대로 시행해 수많은 기적적인 사례들을 연출해내는 것이다.

앞서 소개한 알렉산더 캐논 박사가 말한 바와 같이 다리가 잘렸다고 하더라도 '다리는 틀림없이 재생된다'는 의심 없는 신념만 똑바로 선다면, 그것으로부터 발현된 명령은 그대로 뇌간에 전달되고 의식 없는 뇌간은 그대로 명령을 받아들여 새로운 다리를 재생시키게 되는 것이다.

그러나 인간의 의식, 즉 이제까지의 경험을 통해 형성된 인간의 기본 상식에서 '잘린 다리는 재생될 수 없다'는 신념을 갖게 됐기 때문에 실제 상황에서 우리의 다리는 재생될 수 없는 것이다. 물론 캐논 박사의 이 학설은 당시 많은 학자들의 논쟁의 대상이 되었고, 아직도 '과연 그럴 수 있을까', '그럴 수 있을지도 모른다' 정도의 의문에 붙여지고 있는 실정이지만 신념의 힘이 기적을 일으킨다는 것은 어찌 보면 당연한 일이다.

그럼 이쯤에서 신피질과 뇌간, 고피질의 관계를 다시 한 번 살펴보자. 신피질은 의식작용이요 뇌간은 무의식 상태인데, 고피질은 그 중간에서 의식과 무의식의 중간점인 잠재의식을 관장하고 있다. 마치 천,

지, 인을 삼재라 했을 때 천지의 양극 사이에 중립 상태의 인간이 자리하고 있는 것과 같은 형태로, 모든 오묘하고 신비한 작용은 이 고피질을 통해서만 발현된다.

다시 말해서 고피질은 생명의 기본활동을 하는 뇌간과 자율신경을 통해서 무의식의 영역이라 할 수 있는 뇌간 활동을 지배하고 조절하며, 대뇌의 신피질과는 체성신경을 통해 간접적으로 연결되어 있어 인체의 보전에 빈틈이 없도록 구조적으로 짜여져 있다. 정말 조물주의 설계에 실로 놀라지 않을 수 없다.

고피질의 임무는 여기서 그치지 않는다. 고피질은 우리가 항상 말하는 잠재의식의 본산으로 밑으로는 신비한 능력을 보유하고 있는 뇌간과 직접 연결되어 이를 조정하고 지배하고 있고, 위로는 대뇌의 신피질과 연결돼, 신피질의 부족함을 보완하고 있다. 물론 신피질의 억제를 받아 위축되기 쉬운 위치에 있지만 말이다.

우리는 지금까지 신피질의 정신작용과 뇌간의 생명활동을 연결하는 방법을 알아보기 위해 고피질의 기본적 성격과 임무, 성질을 알아보았다. 이제는 한 단계 더 고차원적인 고피질의 능력을 알아볼 차례다.

초능력이란 무엇인가

앞에서 우리는, 뇌간의 신비한 능력을 활용하기 위해서는 이와 직접 연결되어 있는 고피질을 흥분시키고 활용시키는 것 외에 별다른 도리가 없다는 것과 고피질이 지니고 있는 중간 뇌로서의 특징을 알아봤다. 그러나 고피질의 역할은 이게 다가 아니다. 그것은 사실 이것들보다 몇십 배, 몇 백 배 더 중요한 역할을 하고 있다.

우리는 심층심리학 또는 초심리학의 특수한 연구대상이 될 만한 각종 기이한 현상들을 가끔씩 목격하게 된다. 그것은 초상현상 또는 특이현상이라고도 불리는데 텔레파시*Telepathy*가 그 대표적인 예다. 원격감응이라고 해석할 수 있는 텔레파시는 오관의 감각기관을 통하지 않고 사람과 사람이 의사소통하는 것을 말한다. 쉽게 말해 몇 천 리나 몇만 리 밖에 있는 상대방에게 의식을 전달하고, 서로 통신하는 것이라 할 수 있다. 이것과 관련해 소련이나 미국 같은 나라들은 대대적인 연구와 실험을 계속해 의사를 전달하는 매질이 무엇이냐를 연구하기도 했다.

그리고 마침내 미국은 잠수함 노티러스호 속에서 텔라파시 실험을 감행해서 실로 놀랄 만한 결과를 얻어냈다. 해저 수백 미터 아래 있는 노티러스호에 승선한 실험자와 몇 백 킬로미터 밖에 있었던 실험자 사이의 통신교환을 시도한 것이다. 그 두 사람은 같은 시간에 원격통신을 해서 한 번의 실패도 없이 성공함으로써, 다시 한 번 과학자들을 놀라게 했다. 소련에서는 전자파나 기타 어떤 파장도 통하지 못하도록 납으로 두꺼운 통을 만들고, 그 속에 실험자를 들어가게 하고는 원격지에 있는 실험자와 통신을 교환하게 하는 실험을 한 바 있는데, 거기서도 역시 같은 결과를 얻었다.

이러한 실험 결과로 인해, '도대체 깊은 해저도 관통하고 납 통 속으로도 통하는 그 의사전달의 매개물질이 무엇이냐' 는 의문이 난무하였으나 누구도 아직 그 정체를 밝혀내지 못한 상태다. 다만 소련 과학아카데미 측에서는 혹시 지하 수백 미터까지도 통할 수 있는 뉴트리노 *Neutrino,* 즉 중성미립자 같은 물질이 있는 것 아니냐는 가설을 내놓았고, 미국의 콜롬비아 대학 제럴드 페인버그 *Jerald Feinberg* 교수는 자신이 '민돈 *Mindon*' 또는 '사이콘 *Psycon*' 이라고 명명한 아직 발견되지 않은 특이입자의 매개에 의한 것이라는 가설을 내놓기도 했다. 아직 이렇게 그 매개물질의 정체는 밝혀지지 않았지만, 그렇더라도 확실히 그러한 현상이 일어나고 있다는 사실만은 확증된 셈이다.

우리가 접해본 적 있는 다른 초능력 한 가지는 클레어보이언스 *Clairvoyance,* 즉 원격인지 또는 투시라고 불리는 것이 있다. 이는 감각기관을 통하지 않고 몇 백 킬로미터, 몇 천 킬로미터 밖에서 누가 무엇을 하고 있으며 화재, 수해 등 무슨 사태가 벌어지고 있는지를 투시, 즉 알아낼 수 있는 능력을 말한다.

이 역시 텔레파시처럼 어떠한 매개물질에 의한 작용으로 추정되고 있으며, 현재 각국에서 연구되고 있다.

초능력의 또 다른 유형은 싸이코키네시스 *Psychokinesis,* 즉 정신적 원격조작이다. 이것은 운동기관을 통하지 않고 유동장치에 의한 전자파 작용에 의존하지도 않고, 원격지에서 물체를 움직일 수 있는 힘을 말하는데 수많은 학자들이 오랜 시일 연구해 오고 있으나 그 정체인 매개물질 역시 아직도 찾지 못하고 있는 상황이다.

이러한 현상은 프리코그니션 *Precongnition,* 즉 예지능력의 경우도 마찬가지다. 이것은 앞으로 무슨 일이 어떻게 벌어지며, 어떠한 결과를 초래하게 되는지 미리 미래를 내다볼 수 있는 능력을 말한다. 이 또한 다른 초능력 케이스처럼 연구대상이 되고 있으나 누구도 그 정체를 아직 파악하지 못하고 있다. 다시 말해 그러한 현상 자체는 인정하지만 그 의사나 정신을 전달하는 매개물질이 무엇이냐 하는 문제에 대해서는 아직도 알 수 없는 상태라는 뜻이다.

그런데 위와 같은 초능력들은 모두 변연피질, 즉 대뇌의 고피질에 의해서 발현되는 현상들이다. 이는 4억 년이라는 세월 동안 원시 생명체에서부터 현 인류에까지 이어진, 본능적이고도 소박한 정신현상으로 오늘날에 있어서도 그 원체를 그대로 보유하고 있는 것이다.

앞에서 열거한 특징 외에 인체의 뇌세포가 다른 세포와 다른 점이 또하나 있다. 그것은 바로 다른 세포들은 인간이 진화해옴에 따라서 자연스레 불필요한 부분은 퇴화돼 변형되거나 제거되었지만, 뇌세포만은 계통발생 과정의 산물을 고스란히 원형 그대로 보유하고 있다는 점이다. 고피질이 가지고 있는 신비현상에 가까운 모든 특이현상들은 모두 과거 원시시대로부터 인간이 가져온 기념물인지도 모르겠다.

다만 이러한 현상들은 평상시의 일반인에게는 발현되지 않고, 의도적으로 노력하거나 어떤 동기로 신념이 강하게 확립되었을 때만 나타난다. 그렇기 때문에 이런 현상을 특이현상 또는 초능력이라고 부르는 것이다. 그러나 사실 이런 능력은 인간 누구나 가지고 있는 힘이며, 또한 누구라도 필요하다면 몇 주간의 자율진동으로 재현이 가능하다. 이러한 사실은 긴 시간의 실험을 통해 이미 확증된 바 있다.

Part.3

자율진동법이란
무엇인가?

기적과도 같은
자율진동법의 효과

무의식의 상태에서 자연적으로 몸의 진동을 발생시키는 자율진동법은, 적절한
진동을 통해 질병을 치유하고 몸을 더욱 건강하게 만들어주는 획기적인 치유법이다.
그것은 몸의 질병뿐 아니라 마음의 짐도 없애주며, 생명력을 원래대로 복원시켜
어떠한 질병에도 대처할 수 있게 한다.

질병을 쫓아내는 자가치유법

자율진동법은 남녀노소 누구나 배우기 쉽고 빨리 활용할 수 있으며,
제아무리 몸이 불편한 사람이라 하더라도 거동만 할 수 있으면 배워서
쓸 수 있는 획기적인 건강법이다. 믿기 힘들겠지만 단 한 번의 체험만으
로 기적적인 효과를 나타내는 경우가 거의 80%에 이르며, 어떤 질병도
보름 이내에 눈에 띄는 차도를 보인다.

필자는 유방암 환자의 곶감같이 뭉쳐 있던 암 조직이 한 번의 자율진
동을 통해 물렁물렁해지는 것을 목격했으며, 간질 치유에도 큰 효험이
있는 것을 경험했다. 또한 온몸을 진동하는 동안에 뭉쳐 있던 기가 풀리
고, 노폐물과 나쁜 것들이 땀을 통해 배출되기 때문에 여드름을 포함한

피부병도 2회 정도의 자율진동으로 깨끗하게 나을 수 있다.

또 다리가 마비돼서 걷지 못하던 사람이 걷게 되거나 먹지 못하던 사람이 식욕을 되찾는 등의 놀라운 광경도 목격했다. 물론 이와 같은 예들은 환자가 굳은 신념과 의지를 갖고 자율진동법을 실천했을 때 일어난 기적들이다.

면역력 증대로 질병을 예방한다

무의식의 상태에서 자연적으로 몸의 진동을 발생시키는 자율진동법은 적절한 진동을 통해 질병을 치유하고, 몸을 더욱 건강하게 만들어주는 획기적인 치유법이다. 특히 자율진동법은 일단 진동이 시작되면 몸 스스로 자신의 가장 좋지 않은 부위를 중심으로 진동해, 그곳의 기혈이 뚫리고 순환이 잘 되게 된다는 점에서 다른 치유법들과 확연히 구분된다.

또 마음속에 담겨 있던 온갖 부정적이고 나쁜 감정이나 의식들이 울음이나 고함 또는 알아들을 수 없는 이상한 언어의 형태로 쏟아져 나오기도 한다. 이렇듯 자율진동을 시도하면 자신도 모르고 있던 내·외적인 문제가 단시간 내에 해소되기 때문에 몸 전체의 기혈 순환이 좋아지는 것은 물론이고, 놀라운 생명력 증진 현상이 발생되어 면역력이 강해지는 것이다. 바로 이러한 원리 때문에 자율진동을 하면 각종 질병 예방과 치유 효과를 얻게 되는 것인데 의식으로 생명력을 억누르는 신피질의 활동이 덜 왕성한 노약자나 어린아이 같은 경우에는 더욱 탁월한 효과를 볼 수 있다.

이렇듯 자율진동이 우리 신체의 면역력을 높여줄 수 있는 이유는 그

것 자체가 생명력을 원래대로 복원시켜 이끌어가는 현상이기 때문이다. 또한 지속적으로 수련을 계속하면 뇌 중에서도 면역력을 관장하는 영역의 활동이 점점 더 개선되어 어떠한 종류의 질병에도 대처할 수 있는 능력이 커지게 된다.

여러 전문의들조차 이 자율진동 수련을 접한 후, 어떤 질병도 두려워하지 않는 자신감을 갖게 되었는데, 이것이 바로 자율진동의 효능을 보여주는 살아 있는 증거가 아니겠는가.

건강과 함께 자신감도 회복한다

그동안 협회를 찾아와 자율진동을 시작한 사람들은 병원에서 치료를 포기했거나 아무리 치료를 계속해도 차도가 보이지 않던 경우가 대부분이었다. 그들은 수없이 좋다는 약이나 치료법을 찾아 여기저기를 헤맸지만 병이 낫지 않아 불신감에 가득 차 있거나, '나는 나을 수 없나 보다' 는 심한 자괴감이나 절망감에 빠져 있는 경우가 많았다. 그래서 자율진동을 시작할 때도 대부분 무의식중에 '내 병은 나을 수 없다' 는 생각을 하고 있거나, '병원에서도 못 고친 병이 과연 이것으로 나을 수 있을까?' 하는 의심에 가득 싸여 있었다.

그러나 병은 의사나 약사가 낫게 하는 게 아니라 자기 스스로 다스린다는 것을 알아야 한다. 의사나 약사는 병을 치유하는 과정을 도와주는 도우미일 뿐이다. 절대자가 아닌 것이다. 그렇기 때문에 그들이 환자에게 '불치병이다, 난치병이다' 하면서 환자의 희망을 꺾는 것은 굉장히 위험한 일이다. 환자 또한 그런 말을 믿고 '나을 수 있다' 는 믿음과 노력을 포기해서는 안 된다. 병을 만든 원인이 자신에게 있다면 낫는 방법도 자신이 찾아야 한다.

이 사실을 굳게 믿고 방법을 찾아본다면 그 답은 반드시 어디엔가 있게 마련이다. 병원에서 6개월이다 3개월이다 하고 시한부 인생을 선고했을 때 그것이 여지없이 맞아떨어지는 이유는, 그 부정적인 암시에 걸려 모든 것을 그대로 따르기 때문이다. 그러나 자율진동을 경험하게 되면 그러한 부정적 암시들이 일시에 깨지면서 두려움이 없어지고 오로지 나을 수 있다는 신념과 자신감을 갖게 된다. 자율진동을 통해 건강을 회복한 사람들 대부분은 무엇이든지 할 수 있을 것 같다는 자신감을 얻게 되었다고 고백한다.

현대인의 스트레스와 만성피로를 날려버린다

우리들은 이런 말을 입에 달고 다닌다. "스트레스가 쌓였어.", "에잇, 정말 스트레스 받네." 스트레스라는 것은 하기 싫거나 원치 않는 것, 불편하거나 귀찮은 일을 억지로 하거나, 그런 사람을 만나는 과정에서 두뇌의 신피질이 지나치게 흥분되고, 그 반대급부로 고피질과 뇌간이 위축되어 자율신경과 호르몬이 원활히 작동되지 않는 상태, 그래서 몸 전체의 균형이 깨진 상태를 나타내는 말이다. 스트레스 정도가 심하면 사람은 늘 피곤함을 느끼며 보약뿐 아니라 그 어떤 좋은 것을 먹어도 효과가 없고 몸이 늘 묵직하고 삶의 의욕이 극도로 저하되는 상태가 되는데, 이 상태를 만성피로증후군이라고 부른다. 이는 언제든 질병이 몸속으로 파고들 준비가 되어 있음을 알리는 신호인 것이다.

김진만 씨의 경우 늘 몸이 무겁고 의욕이 없으며 전신이 쑤시거나 아픈 상태, 즉 만성피로증후군과 고혈압 증세로 처음 자율진동을 시작하게 됐다. 그런데 단 한 번의 자율진동 수련으로 통증이 사라지고 몸이 가뿐해지자 스스로도 깜짝 놀랐고, 그 후로는 자율진동의 놀라운 효과를 예전의 자신 같은 사람들에게 보급하기 위해 수련과 확산에 여념이 없는 상태다.

적절한 스트레스는 업무에 긴장감을 주고 효율을 높이지만, 스트레스가 과도해지면 자신감이 사라지고 열등감이 생기며 이로 인해 몸은 늘 피로에 절게 된다. 만약 그러한 스트레스와 무기력을 잊으려고 술이나 노름, 일시적인 쾌락에 탐닉하면 오히려 더욱 더 깊은 수렁으로 빠지게 되고 만다. 만성피로증후군을 '현대인이라면 누구나 겪고 있는 증상', '일시적인 피로감' 이라고 생각하며 무시해서는 안 되는 것도 다 이런 이유에서다. 그것은 속히 치료되어야 하는 질환이며, 그전에 미리 예방하는 게 무엇보다 중요하다. 방치했다가는 그 어떤 불치병 이상으로 자신과 가족을 불행으로 몰고 가게 될지도 모를 일이니 말이다.

수험생들의 피로를 해소하고 학습능력을 높인다

아침저녁으로 달라지는 입시제도, 점점 더 치열해지는 경쟁 속에서 학부모나 수험생들 모두 고통이 이만저만이 아니다. 물론 열심히 공부해서 원하는 점수를 얻어야 원하는 대학에 진학할 수 있는 게 현실이지만, 많은 수험생들이 공부에 대한 강박관념으로 인해 엄청난 스트레스와 체력 저하로 고통 받고 있다.

가장 왕성하게 성장해야 할 시기에 이런 환경에 처하게 된다는 건 국가적인 차원으로 봐도 득이 될 게 없다. 이렇듯 극심한 스트레스와 체력의 저하에 시달리는 아이들이 건강한 성인이 될 수 없다는 것은 자명하기 때문이다. 다른 국가들과 비교했을 때 청소년들의 체력과 건강 지표가 매년 점점 더 악화되고 있는 상황은 곧 불안한 우리 미래를 대변해주고 있는 셈이다.

김미선 양도 바로 학업으로 인한 스트레스와 과중한 부담감으로 큰 고생을 겪고 있었다. 구부정한 자세로 장시간 책상에 앉아 있다보니 척추가 구부러지고 생리불순과 변비, 거기다 우울증 증세까지 겹쳐 있었다. 그러나 자율진동을 한 후부터는 그러한 증세들이 씻은 듯이 사라지기 시작했다. 몸과 마음이 가뿐하니 정신도 맑아져 학업에 더욱 집중할 수 있게 되었고, 결국 자신이 원하는 대학에 진학할 수 있었다. 미선 양은 현재 아름답고 건강한 여대생이 되어 있다.

수험생들의 건강과 학습능률 향상에 조금이나마 관심이 있는 학교 교사나 교육관계자, 학부모들이라면 자율진동 수련을 권해줌으로써 학생들이 수험기간 동안 겪게 될 힘겨움을 덜 수 있게, 그리고 원하는 결과를 얻을 수 있게 할 수 있다. 혼자서도 할 수 있는 자율진동법은 이 책 153쪽에 나와 있으므로 그것에 따라 하루 10분씩이라도 수련을 한다면 건강하고 능률적인 수험기간을 보낼 수 있을 것이다.

웰빙 시대의 진정한 건강법

유산소 다이어트 효과

환자나 노약자의 경우에는 더더욱 그렇고, 건강한 사람들도 겨울철이나 장마철이 되면 운동을 하기 어려운 게 사실이다. 그러다 보니 운동 부족으로 인해 아픈 사람들은 더욱 아프게 되고 질병이 깊어지는 결과를 초래하게 된다. 여성들 역시 다이어트를 한다고 헬스클럽이다 찜질방이다 열심히 다니지만 번거로움이나 비용, 시간 때문에 제대로 못하거나 중도에 그만 두는 경우가 대부분이다. 결국 다이어트는 실패하고 그로 인해 더욱 심한 스트레스에 시달리게 된다.

하지만 자율진동법은 남녀노소 누구나 혼자서도 할 수 있으며 여러 사람이 같이 하면 더욱 큰 효과를 불러일으킨다. 몸을 자유자재로 움직이고 진동하는 자율진동법은 일종의 유산소 운동이라고도 볼 수 있는데, 시간도 많이 걸리지 않으며 장소의 구애도 받지 않는다. 통상 40분에서 1시간 정도를 기준으로 하지만 시간이 많으면 더 해도 좋고 시간이 부족하거나 체력이 안 되면 10분이나 20분 정도 하는 것만으로도 충분하다. 넓고 독립된 공간이 있다면 1, 2단계 진동을, 전철이나 버스 안에서는 부분진동인 3단계 진동을 하면 된다. 자세한 운동법은 본 책 153쪽에서 소개한다.

자율진동을 하게 되면 살이 찐 사람은 살이 빠지고, 절대로 살이 붙지 않아 고민이었던 사람은 체중이 늘게 된다. 정말 기가 막힌 운동요법이 아닐 수 없다.

단식의 최고전문가인 수봉재활원의 김동극 원장도 자신의 저서 《기적의 단식법》에서, '단식과 자율진동을 병행하면 부작용도 없을 뿐 아니라 살도 빼고 병도 고치는 1석 2조의 효과가 있다' 고 소개한 바 있다. 비만으로 고생하고 있거나 병이 있어 운동을 하기 어려워 기혈 순환이 원활하지 못한 경우라면 자율진동법을 지금 당장 시작해보라.

피부 미용 걱정이 없다

여성들의 아름다워지고 싶은 욕구는 가히 끝이 없다. 필자 역시 여성이므로 그 기분을 백분 이해할 수 있다. 물론 아름다워지려고 기를 쓰고 노력한다고 해서 자연스럽게 얼굴윤곽이 미인형으로 변한다거나 코가 높아지는 것은 아니다. 그렇지만 공을 들일수록 빛이 나는 부분이 있으니 그건 바로 피부다. 필자는 평소에 특별히 메이크업이나 피부 관리에 신경을 쓰는 편은 아니지만, 피부가 팽팽하고 탄력 있다는 칭찬은 자주 듣는다. 물론 이렇게 아름답게 피부를 가꿀 수 있었던 비법 역시 바로 자율진동이었다. 농원을 경영하고 있는 회원 한 분도 자율진동을 생활화해 나이보다 20년은 젊어 보인다는 인사를 자주 받는다고 한다. 얼굴에 크림을 바르고 눈을 감고 자율진동을 시작하면, 얼굴에 있는 경락이 자극돼 항상 곱고 탄력 있는 피부를 가꿀 수 있는 것이다.

미용이란 것은 건강의 사촌 격으로 건강하지 못하면 미용에 아무리 신경을 써봐야 효과가 없다. '건강미인' 이라는 말은 그래서 생겨난 것이다. 마음이 편해야 몸도 편하고 몸이 편해야 아름다워진다.

따라서 아름다워지기 위해 수백만 원짜리 화장품이나 미용코스를 택하는 것보다 먼저 몸과 마음을 건강하게 하고 그 후에 미용을 가꾸는 게 어떨까. 그렇게 한다면 보다 업그레이드된 미인이 될 수 있을 것이다. 자율진동을 하면 1차적으로 몸이 건강해지고, 그것이 경락을 자극하기 때문에 2차적으로 생기 있고 탄력 있는 피부를 가꿀 수 있게 된다. 특히 얼굴이나 피부의 트러블은 자율진동 수련 1~2회만으로도 깨끗해지니 그 어떤 화장품이나 피부약보다 훨씬 효과가 월등하다 하겠다.

노화의 시계를 멈춘다

인간은 누구나 나이가 들면 태어날 때부터 주어진 수명프로그램에 따라 자연히 늙게 된다. 몸매가 망가지고 피부가 늘어지고 주름살이 생기고, 각종 신체의 기능이 저하된다. 남녀를 막론하고 60세 이후부터는 소위 저승꽃이라고 하는 갈색이나 흑색 반점들이 전신에 생기기 시작한다.

이것은 죽어야 할 세포가 죽지 않고 장시간 생존함으로써 생기는 현상이라고 의학계는 말한다. 그리고 그것의 근본치료는 불가능하다고 여긴다. 그러나 과연 그럴까? 강한 심폐운동을 해 체력관리를 잘해온 사람들을 보면 얘기가 전혀 달라진다. 저승꽃은 늙으면 누구에게나 나타나는 것이 아니다. 노력을 해서 생명력과 면역력을 높이면 저승꽃은 나타나지도 않을 뿐 아니라 쭈글쭈글해진 얼굴도 탄력 있게 변한다.

세월을 거스를 수 없고 나이 먹는 것은 어쩔 수 없지만 아무런 노력 없이 늙어가는 것보다는 방법이 있다면 시도해보는 게 훨씬 좋지 않을까? 자율진동법을 일정 기간 이상 해온 회원들 중에서는 70대도 50대

정도로 보이고 50대인데도 30대나 40대로 보이는 분들이 많다. 그분들을 보면 자율진동이 흰 머리를 검게 만들고 주름살을 엷게 해주며 몸매도 탄력 있게 만들어준다는 것을 믿지 않을 수 없다. 이것은 수많은 회원들뿐 아니라 필자 자신도 몸소 체험한 것이다.

자율진동법의 역사와 원리

자기치유 능력, 무한한 잠재능력, 초능력 등 몸과 마음이 지닌 능력을 찾아내고,
진동을 통해 그것을 일으키면 막혔던 기혈이 순환되고 건강이 회복된다.

인류와 자율진동 활용의 역사

자율진동법의 역사적 기원이 명확하게 정리되어 있는 이렇다 할 문
헌이나 자료는 없지만, 과거의 일상생활을 잘 들여다보면 자율진동과
관련된 것들이 많이 있다. 대표적인 것이 우리의 민속음악인 농악과 신
명 나는 춤가락이다. 하루 종일 논밭에서 허리도 펴지 못하고 일을 하느
라 심신은 극도로 피곤한 상태지만, 일을 마치고 농주 한 잔을 마신 뒤
가락에 맞춰 몸을 흔들어 그 피로를 모두 몰아버리는 것은 참으로 놀라
운 우리 조상들의 건강관리법이라고 할 수 있다. 또한 불교에서 수행 시
목탁이나 북, 요령 등을 이용한 단순 반복음을 지속적으로 들려주는 것
역시 자율진동과 관련이 깊다. 그렇게 단순한 음을 반복적으로 들으면

신피질이 안정돼 신행이 더욱 강화될 수 있는 것이다.

　노래와 박자를 좋아하는 우리 전통 속에 깃들어 있는 자율진동의 흔적은 동네 골목에까지 자리 잡고 있는 노래방에서 다시 확인할 수 있다. 그것 역시 음악의 진동 현상과 어우러져 스트레스를 날리고 우울함을 해소하는 자율진동법의 한 갈래라 하겠다. 민속놀이 중에서 널뛰기나 그네뛰기, 강강술래나 옛날 여자 아이들이 하던 고무줄놀이, 줄넘기 등도 초기단계적인 자율진동 현상을 보여준다.

　볼리비아나 과테말라같이 전통적인 인디오들이 거주하는 곳에서는 진동을 이용한 치유법이 지금도 성행하고 있다. 그들은 몸이 아픈 사람들에게 정신을 가라앉게 하는 약초 향을 마시게 한 뒤 커다란 담요로 감싸 놓는다. 그런 다음 악사들의 연주와 더불어 주술사가 주술을 시작하는데, 그러면 얼마 지나지 않아 담요 안에 있는 사람이 꿈틀거린다. 이것 또한 신피질을 안정시켜 뇌간의 생명력을 발동시키는 자율진동법의 한 종류인 것이다.

　또한 한 아프리카 부족은 축제를 벌이면 남자들이 껑충껑충 하늘을 향해 솟구치는 춤을 추는데, 이 춤은 쉬지도 않고 8시간에서 10시간씩 계속된다고 한다. 가히 초인적인 체력이 아닐 수 없다. 그러나 신피질을 완전히 안정시킨 상태에서라면 이러한 놀라운 일도 전혀 불가능한 것은 아니다.

　이렇듯 자율진동법은 민족과 지역을 초월해 전 세계적으로 널리 퍼져 있다. 그것은 때로는 치유법으로 때로는 축제의 춤이나 의식 등으로 활용되어 왔는데, 종류를 막론하고 그것의 원리는 같다. 거의 무의식의 상태에서 몸을 흔들고, 털고, 진동하는 행위를 하는 것이다. 그리고 문명이 발달하기 전부터 이러한 행위가 성행해왔다는 것은 이미 본능적으로 우리의 몸과 정신이 그것의 유용함을 알고 있다는 뜻과 다름없다. 즉 자율진동법은 조물주가 주신 매우 특별한 건강법인 것이다.

자율진동법의 원리

자율진동법은 인간이 스스로의 질병을 치유할 수 있는 매우 신비하면서도 과학적인 건강법이다. 그러나 아무런 의지나 생각이 없는 사람이 단순히 진동만 한다고 해서 건강이 좋아지고 스스로 질병이 치유되는 것은 아니다. 반드시 본인 스스로 강하게 치유 효과를 믿어야 하며, 하겠다는 의지가 뒤따라야 한다. 필자가 30년 이상 이 자율진동법을 지도하면서 느낀 것은 학력이 높거나 의심이 많고 자존심이 강하거나 체면을 생각하는 사람들은 그 벽을 깨기까지 힘들고, 그 때문에 다른 사람에 비해 진동이 늦게 발현된다는 것이다.

자율진동의 가장 기초적인 첫번째 원리는 인간 내면에 잠들어 있는 마음을 어떻게 활성화시켜 치유에 접근하느냐에 있다. 다시 말해서 우리 몸 안에 있는지 몰랐던 '자기치유 능력', '무한한 잠재능력' 그리고 위급할 때면 나타나는 '초능력' 등 자신의 몸과 마음이 가지고 있는 능력을 찾아내서, 진동을 통해 그것을 발현시킴으로써 막혔던 기혈을 순환시키고 건강을 회복하는 것이다.

자율진동의 두번째 원리는 뇌의 3단계 구조 안에 있는 신피질을 안정시키는 것이다. 이 신피질은 단순 반복음을 듣거나 동작을 취하면 쉽게 안정된다. 신피질의 52개 영역 중에서 청각을 제외한 모든 영역을 안정시키면, 지도자가 안내하는 내용을 뇌간에 직접 전달할 수 있게 된다. 그러면 생명력을 담당하고 있는 뇌간에서 호르몬과 자율신경을 적절하게 조절할 수 있게 돼서 신체 곳곳에 부족한 것은 더 보내고 과한 것은 줄이며 굳은 곳은 풀어주고 막힌 것은 뚫어주어 자연스레 치유에 도달하게 된다.

세 번째이자 마지막 원리는 자율진동법 지도자와 수련자 모두의 '신념'이 일치해야 한다는 것이다. 필자는 자율진동을 지도하면서 지도자가 수련자에게 신념과 믿음을 주고 지도하는 것이 자율진동에 얼마나 큰 영향을 끼치는지 수도 없이 경험했다. 또한 수련자가 자율진동의 과학적 원리를 받아들이고 자신의 좋지 않은 부위에 진동이 일어날 것이며 진동이 오게 되면 반드시 치유된다는 '신념'을 가졌을 때, 수련 시간에 관계없이 기적적인 자기치유의 효과가 일어난다는 것도 알았다. 그래서 수십 명의 회원들 중에서도 반드시 낫겠다는 의지를 가지고 먼 거리를 달려오는 사람들은 다른 어떤 사람보다도 더 월등한 치유 효과를 거둘 수 있었던 것이다.

최적의 수행법이자 명상법, 자율진동

요사이 주변을 돌아보면 기체조, 단학, 뇌호흡 등 심신 수련을 목적으로 하는 수련센터들이 여러 곳 눈에 띈다. 회원들의 층도 매우 다양한데, 이렇게 성별이나 나이, 취향이 가지각색인 사람들이 스스로의 건강을 위해 자발적으로 노력하고 있다는 것은 매우 바람직한 현상이다. 자율진동법 역시 스스로 심신의 건강을 찾고 행복한 생활을 영위해 나가는 데 그 목적을 두고 있다.

그러나 다른 심신 수련과는 달리 자율진동법은 일정한 정신 수련 단계에까지는 이르지 않더라도 누구나 쉽게 할 수 있는 자발적인 운동이다. 자율진동은 말 그대로 자율적으로 발생하는 '떨림 현상'을 통해 치유 효과를 맛보는 것으로, 수련센터에서 지도하듯이 고정화되고 도식화된 동작이 정해져 있는 게 아니다. 그러므로 자율진동에 정해진 동작이 있다고 가르치는 곳은 경계해야 한다.

필자가 소개하는 자율진동법은 아무리 쌍둥이가 함께 수련한다고 해도 판이하게 다른 동작이나 형태가 나타나게 되고, 같은 사람이라도 할 때마다 다른 동작이나 형태를 보인다. 그 이유는 뇌간이 활성화되면 우선적으로 마음이든 육체든 제일 나쁜 곳이 먼저 진동하기 때문이다. 그 부분이 정상화되고 나면 두 번째로 나쁜 곳, 세 번째로 나쁜 곳 순으로 진동하는 부위가 계속 달라진다. 즉 도식화되고 정형화된 운동법을 통해서는 결코 경험할 수 없었던 치유의 효과를 자율진동법을 통해서 얻을 수 있는 것이다.

자율진동법을 하면 건강 상태, 연령, 환경, 공간, 체력 등에 따라 그 사람에게 가장 이상적이고 적합한 진동 형태가 나타난다. 예를 들어, 노인이나 환자들의 경우는 적당한 부위에 부상이나 과도한 체력 손실로까지 이어지지 않을 만큼의 적당한 진동이 일어난다. 그래서 사람들은 즐겁고 자신감에 넘친 상태로 치유의 힘을 만끽하게 된다. 혼자서 거동하기 힘든 중풍환자나 하반신 불수 환자의 경우에는, 눕거나 엎드려서 자율진동을 수련하면 된다. 그리고 일단 자율진동이 되기만 하면 그 사람에게 나타나는 호전 반응은 말로는 믿기 어려울 정도다.

운동 프로그램도 각자의 몸 상태에 따라 다르게 짜여져야 하는데, 하물며 몸의 아픈 곳을 치료하는 일에는 말해 무엇 하랴. 서양의학이 몸의 치료에 집중해 모든 사람에게 천편일률적인 치료법을 적용하는데 반해, 자율진동은 내면에 있는 마음의 고통이나 부정적인 현상을 없애면서 동시에 몸과 마음의 균형을 유지하고 면역력과 생명력을 회복시키도록 도와주는 균형 잡힌 명상법이자 운동법, 치유법이다.

자율진동을 접한 회원 중에서는 인도, 티베트, 미얀마, 히말라야 등을 거치며 영적 각성에 관해 인류가 쌓아온 지혜를 습득하고 명상수행에 매진하거나 명상센터를 운영하는 분도 여럿 있다. 그들은 필자에게 자율진동이 영적인 고양에도 얼마나 효과적인가를 절실히 보여주었다.

'몸의 일곱 개 차크라를 관통한 에너지가 정수리 부분에 있는 제7차크라를 통해 몸 밖으로 쭉 뻗어나가면서 몸과 영혼이 하늘 쪽으로 빨려 올라가는 느낌을 받았다. 내부에서 파동하던 에너지가 일시에 몸 밖으로 작렬하면서 순간적으로 신체와 영혼이 우주를 향해 확장되는 느낌이 들었다.'

'참선 과정에서도 몸의 중심에서 에너지 파장이 솟아오르면서 전신에 파동이 일어나는 경험을 흔히 한다. 몸이 30cm 이상 공중으로 튀어

오르는 점핑도 바로 이 파동이 일어날 때 가능해진다. 그런데 자율진동은 오랜 기간의 참선을 통해서만 가능한, 아니 그렇게 수행한다고 해도 경험하기 힘든 순간적인 파동을 일으켜, 척추를 타고 올라오는 섬세한 파장 에너지를 아주 짧은 순간에 경험하게 해주는 획기적인 방법이다. 기존의 명상 수행법이 격식과 절차를 강조하고 무언면벽을 통한 인위적인 뇌간 활성화를 꾀했다면, 자율진동법은 그야말로 인간이라면 누구나 가지고 있는 파동을 자유분방하게 일으키게 해주는 놀라운 수련 방법이다.' 이는 오랫동안 명상 수행을 해왔던 회원들의 말이다.

21세기 정신혁명 시대에는 명상을 통한 영적 각성을 통해서만 우주적인 인격체를 형성할 수 있다. 그런데 진동은 이 우주가 생성된 근본원리이므로, 소우주인 우리 인간의 에너지 시스템을 활성화시킬 수 있는 비밀열쇠도 바로 이 진동에 있는 것이다.

가정과 일터에서 건강 경영

온 가족이 함께 자율진동을 수련하면 건강증진 효과 외에도 가정에 화목을 가져다줄 수 있다. 대구에 살고 있는 최덕구 씨의 경우 자율진동법을 통해 심장질환과 탈모를 치유한 것은 물론, 그의 부인은 30년간이나 앓아오던 악성편두통이 없어졌고 자녀들도 모두 건강해져 가정에 행복이 왔다며 지금까지도 수시로 필자에게 연락하고 있다. 그 가족은 아침이나 저녁에 각자 자율진동을 수련하거나 일주일에 두 번, 온 가족이 모여 자율진동을 수련함으로써 이상적인 건강을 유지해오고 있다.

경영학에서 말하는 '경영'은 재화, 인력, 시스템 등을 얼마나 잘 관리하고, 효율적으로 운영하는가를 중심으로 삼고 있다. 그러나 그 모든 것의 근본에는 인간이 있으며 '인간의 건강'이 유지되지 않으면 다른 모든 것은 허사다. 그래서 요즘 일반 기업체들은 직원들의 건강에 무척이나 관심을 갖고 정기적인 신체검사와 휴가나 휴식, 레크리에이션 등을 장려하고 있다. 또한 직원들이 직무상 병을 얻게 되면 회사에서 그 보상을 모두 해주어야 하기 때문에 더욱 건강 쪽에 신경을 쓰고 있다. 건강 경영을 소홀히 하면, 겉으로는 손해가 아닌 것 같아도 속으로는 손해를 볼 수밖에 없기 때문이다.

이렇듯 건강한 가정과 일터를 위해서는 스스로 '몸과 마음'의 주인이 돼야 한다. 그런데도 우리들은 자신의 건강을 보약이나 건강식품, 의사 혹은 약사에게 일임하고 있다. 이래서야 제대로 건강이 유지될 리 만무하다. 이렇게 안일한 태도는 엄청난 경제적 손실과 비효율을 불러올 뿐 아니라 바로 질병을 부르는 초대장이 되는 것이다. 이런 경영은 백전백패, 절대 성공할 수 없다.

그런 면에서 볼 때 비용도 많이 들고 배우기도 어렵고 효과도 불확실한 방법에 의존하기보다, 배우기 쉽고 한 번 배워 놓으면 평생 스스로할 수 있으며 단시간 내에 숙달과 적용이 가능한 데다 머리에서 발끝까지 심신 치유 효과가 있는 자율진동법을 활용한다면, 투자 대비 월등한 효과를 거둘 수 있을 것이다.

Part.4

자율진동으로
병을 다스린다

질병의 원인과
대응 방법

슬픔과 비탄, 분노와 원망, 좌절과 열등의식, 패배와 불행, 두려움과 공포,
죄책감 등 부정적인 필름을 마음에 끼우면, 육체라고 하는 스크린에는 병과 피곤함만
나타나게 된다. 이럴 때는 마음의 필름을 바꿔 끼워야 한다. 그러면 그 순간
몸이라는 스크린에는 반드시 기적이 일어나게 되어 있다. 이것이 치유의 근본원리다.

병은 어디서 오는가?

병을 국어사전에서 찾아보면 '생물체의 온몸 또는 일부의 정상적인 생
리 기능이 파괴되어 건강에 이상이 생기거나 고통을 느끼게 되는 현상'이
라고 규정하고 있다. 말 그대로 몸이 제대로 기능을 하지 못해 고통을 겪
게 되는 것이다. 그렇다면 사람들은 왜 병에 걸리는 것일까? 병은 사스
SARS처럼 외부에서 바이러스가 침투하여 생기는 경우도 있고, 몸의 각 기
관의 기능이 노쇠하여 제 역할을 다하지 못해 생길 수도 있다. 그러나 많
은 사람들이 병으로부터 자유롭지 못한 가장 큰 원인은 대부분이 '생각'
이나 '상상'으로부터 병을 만들어내기 때문이다. 물론, 필자는 대부분의
사람들이 생각하는 것 이상으로 건강하게 살 수 있다고 믿지만 말이다.

인간의 뇌는 다양한 상상을 할 수 있기 때문에 만물의 영장이 될 수 있었다. 그런데 아이러니컬하게도 이 '상상' 때문에 인간에게 병이 생긴다. 필자는 병이란 원래 없던 것이라고 단정하는데, 즉 원래부터 병이 있었던 게 아니라 인간이 병을 만든다고 생각한다. 인간은 태어나면서부터 의식주에 대한 필요 또는 여러 원인으로 주변과 경쟁을 하면서 살아가고, 그러는 과정에서 남보다 더 많이, 더 빨리, 더 크게, 더 잘되게, 더 편안하게, 더 행복하게 되기 위해 노력하고, 그 과정에서 소위 부정적 상상의 표현인 원망, 분노, 낙심, 좌절, 열등감, 패배감, 공포심, 죄책감, 근심, 걱정 등의 그림을 머릿속에 그리면서 살게 된다.

이렇게 마음에 그려진 그림은 계속적으로 반복되면서 점차 뇌간에 축적된다. 그러다보면 뇌간은 아무런 비판이나 판단 없이 상상에 의해 그려진 그림 그대로 육체에 투영하게 되는데, 이것이 바로 병이다.

병에 걸린 사람들을 보면 남성의 경우는 대부분 의심이 많고, 남을 믿지 못할 뿐만 아니라 분노를 갖고 있는 경우가 많으며, 여성인 경우에는 분노와 두려움이 끝없이 누적되어 불치의 병을 얻게 되는 경우가 흔하다. 그런데 자율진동법은 바로 그러한 것들을 해소시켜주는 강력한 도구인 셈이다.

내 몸은 내가 머무는 집

필자는 모든 것이 마음에서 생기고 이루어진다고 믿고 있다. 그런데 마음과 몸의 관계를 이해하고 있으면서도 자꾸만 드는 의문은 '왜 원하지도 않는 게 갑작스럽게 나타나서 사람들을 다투게 하고, 욕을 하게 만드는 것일까? 이런 현상은 왜 일어나는 것일까?' 였다.

그리고 수없이 생각을 거듭한 끝에 얻은 결론은 주인을 무시하고 기만하는 머슴이 내 안에 살고 있기 때문이라는 것이었다. 또한 이 머슴만 잘 다스리면 그런 부정적인 현상으로부터 자유로워질 수 있다는 결론에 도달했다.

육체는 주인인 마음이 머무는 집이며 또한 도구이기도 하다. 따라서 주인은 이 집에 대해 전적인 소유권을 갖고 있으며 관리하고 운용할 책임도 갖고 있는 것이다.

그런데 감정을 주인으로 생각하고 오로지 먹고 마시고 즐기고 자는 일에 인생의 목적을 두고 사는 사람들이 많다. 그러나 진실은 이렇다. 감정이 아닌 마음이 우리 몸의 주인이며, 이러한 사실을 발견하면 쾌락보다 더욱 보람 있는 일에 관심을 갖게 된다.

육체적 일에만 관심을 쏟는 사람들은 머슴인 감정이 마치 주인인 것인 양 생각하고, 조금만 기분이 나쁘면 주먹질하고 싸우고 다툼으로써 종국에는 살인까지 서슴없이 저지르지만, 주인인 마음을 앞세워 머슴인 감정을 해고하든지 잘 교육시켜서 부리게 되면, 머슴은 주인이 흡족해할 일만 하게 된다.

예를 들어서 집의 지붕에서 비가 새면 머슴은 작은 그릇 한 개 정도를 받쳐놓고 제 일을 다 했다고 생각한다. 근본적인 조치를 하지 않고, 할 생각도 하지 않는다. 집 주인이 아니기 때문에 집을 잘 가꿀 마음이 없는 것이다. 그러나 그 집에 더 깊은 사랑과 애착이 있는 주인은 어떻게든 새는 지붕을 막기 위해 근본적인 조치를 하려고 노력할 것이다.

우리 인간의 병이란 것도 결국 주인(마음·뇌간)이 게으르거나 있는지 없는지 모르는 상태에서 머슴(감정, 신피질과 고피질 일부)이 주인을 제치고 가짜주인 행세를 함으로써, 집(육체)을 망가뜨린 결과인 셈이다.

마음이라는 필름과 몸이라는 스크린

우리는 어떤 존재일까? 인간은 대체 어떤 이유로 이 지구상에 태어나서 모든 자연과 동·식물을 지배하며 살 권리를 가진 것일까? 왜 다른 동물들은 육체만 있는데 유독 인간에게만 마음이라는 것이 있어, 생각하고 고민하게 하는 걸까? 수많은 궁금증이 수많은 세월 동안 제기되었지만, 누구도 속 시원하게 답을 내놓지는 못했다.

물론 결과야 어찌되었든 인간에게 마음이란 것이 있음은 이제 그 누구도 부인하지 못할 것이다.

우리는 흔히 '마음먹기 달렸다', '마음을 다스려라', '마음 속 깊이 새긴다', '마음대로 해라' 같은 마음과 관련된 말들은 자연스럽게 쓰면서도, 정작 마음이 무엇이냐고 물으면 정확하게 대답하지 못한다.

그러나 일단 마음이라는 단어의 어원적 의미는 제쳐 두고 생각하면, 마음이라는 것은 우리 인간의 실체라고 볼 수 있을 것이다. 마음은 볼 수도 만질 수도 냄새 맡을 수도 없지만 실제로 존재하는 것임을 우리는 누구나 잘 알고 있다. 마음과 관계되는 것으로는 영혼, 생각, 감정, 의식 등이 있으며 이런 것은 학문적으로 분류하면 더욱 체계적으로 경중과 크기를 구분할 수 있다. 그러나 여기서는 모든 보이지 않는 마음세계를 육체라는 물질에 대응되는 하나의 묶음으로 보고, 마음이 어떻게 육체에 영향을 미치는지 생각해보자.

마음과 몸의 관계는 영화관의 필름과 스크린의 관계에 비유할 수 있다.

인간이라는 영화관에선 마음이라는 필름을 끼우지 않으면 스크린에 영상이 나타나지 않는다. 러브스토리 필름을 끼우고 상영하면 스크린에는 사랑하는 연인들의 아름다운 모습이 비춰지고, 전쟁과 관련된 필름을 끼우고 상영하면 찌르고 쏘고 죽이는 장면이 스크린에 나타나게 된다. 마음에 사랑과 행복, 기쁨과 즐거움, 감사함과 고마움, 발전과 성공, 건강과 웃음, 자신감 등의 필름을 끼우면, 몸이라는 스크린은 그대로 그런 긍정적인 요소들을 비춰 건강하고 행복한 모습을 보여준다.

그러나 반대로 슬픔과 비탄, 분노와 원망, 좌절과 열등의식, 패배와 불행, 두려움과 공포, 죄책감 등의 부정적인 필름을 마음에 끼우면, 육체라고 하는 스크린에는 병과 피곤함만 나타나게 된다. 결국 어떤 필름을 끼우느냐와 부정적 내용을 담고 있는 필름을 어떻게 바꿀 것인가 하는 숙제가 남는다. 자신을 사랑하는 사람이라면, 행복한 삶을 영위하고자 한다면 분명 전자를 택하리라.

'자율진동법'은 마음에 긍정적이고 행복한 영상을 담아내는 것을 도와줄 것이다. 자율진동법을 수행하면 마음속에 있던 더러운 부정의 덩어리들이 떨어져 나가고, 육체의 질병이 사라지게 된다.

필자는 지금껏 많은 치유를 통해 얻은 경험으로 특히 아픈 사람, 즉 고질병이나 불치·난치병이라고 부르는 것을 앓고 있는 분들에게 자신의 마음이라는 필름을 잘 살펴보길 권해왔다. 그러면 역시나 환자들 대부분의 마음속에는 부정적 요소가 있게 마련이었다. 고혈압이나 중풍 환자는 원망과 분노라는 필름이 꽉 차 있고, 암 환자들의 마음에는 죄책감, 자기비하, 열등감, 공포심, 두려움 등의 필름이 있으며, 당뇨병 환자들의 마음에는 미움과 질투, 근심과 걱정이라는 필름이 들어 있었다.

현대의학은 이러한 근본적 원인에 접근하지 못하고 오직 해당 부위만을 치료하거나 병균을 박멸함으로써 건강을 회복시킬 수 있다고 믿고 있다. 그러나 영화의 스크린을 아무리 닦어 댄다고 해서 필름이 바뀌던가? 아니다. 이러한 진리를 많은 의사들이나 환자들은 꼭 알아야 할 것이다.

마음의 필름을 바꿔 끼우면 그 순간 몸이라는 스크린에는 반드시 기적이 일어나게 되어 있다. 이것이 치유의 근본원리다.

생각만으로도 육체는 변한다

필자는 인간의 생각과 말이 육체의 변화에 얼마나 큰 영향을 주는지 자율진동을 지도하기 전 실험을 통해 수행자들 스스로 깨닫게 한다. 그래야만 진실을 믿게 되고 자신의 생각을 어떻게 가져가야 할지에 대해 다시 한 번 생각하기 때문이다.

가장 쉬운 방법은 추나 목걸이를 이용하는 방법으로 자신의 생각만으로 그것을 돌려보게 하는 것이다. 실에 매단 추나 목걸이를 든 뒤 그것을 쳐다보면서 '우로 돌아라' 또는 '좌로 돌아라', '좌우로 움직여라', '상하로 움직여라' 하고 생각하면, 신통하게도 추가 움직인다.

또 한 가지 방법은 마음속에 불행하거나 원망스럽거나 걱정스럽거나 실패했던 일을 20초만 떠올리게 하고 팔을 쭉 뻗은 상태에서 시험자가 피시험자의 오른쪽 팔목을 누르고 피시험자는 힘을 써서 팔을 올려보는 것이다. 이때는 힘이 쭉 빠져 쉽사리 팔을 들어올릴 수 없다. 반대로 행복한 순간, 여행, 봉사, 즐거움, 기쁨, 성공했던 생각을 떠올리게 한 뒤 실험을 해보면 부정적 생각을 했을 때보다 훨씬 더 팔의 힘이 강해지는 것을 느끼게 된다. 이런 단순한 생각만으로도 힘이 빠지고 들어가는데 마음속에 항상 부정적 생각을 갖고 살아가면서 병이 안 생긴다면 거짓말이 아니겠는가?

우리는 자신 안에 무엇이 있는지 잘 모른다. 그렇더라도 물질이라고 하는 피부, 오장육부, 뼈, 혈관, 신경, 호르몬, 세균, 혈액과 진액과 물, 숙변 등이 있고, 비물질적인 마음세계의 생각, 감정, 의식, 느낌 등이 있다는 것은 어렴풋이 알고 있다.

자율진동을 지도하다보면 자기가 진동하는 것을 유체이탈해 지켜보았다는 사람, 자신의 몸속에서 뭔가가 빠져나갔다는 사람, 몸안으로 밝은 빛이 들어왔다는 사람, 자신이 믿는 종교의 신을 만났다는 사람, 참자아를 발견했다는 사람 등 여러 부류를 보게 된다. 그렇다면 그런 모든 것은 과연 외부에서 온 것일까? 아니다. 우리는 자기 속에 이미 물질적·

비물질적인 것을 포함해서 무척이나 많은 것이 있다는 것을 알아야 한다. 그리고 무엇보다 중요한 것은 자신을 움직이는 것은 몸이 아니라 마음이라는 것을 명심하는 것이다.

무아지경에서 자율진동을 하다보면 자신이 몸으로부터 빠져나와 자기 몸을 내려다보는 체험을 자주 하게 되는데, 필자가 아는 어떤 스님은 30년 동안 참선을 해도 발견치 못한 것을 세 시간만에 발견했다고 기뻐하며 고마움을 전하기도 했다. 내 몸의 주인은 바로 나 자신이다. 주인인 내 마음은 내 병을 고칠 만반의 준비를 하고 있다. 이제는 그 기회를 줘서 육체를 치유하게 해야 할 것이다.

치유를 위한 떨림 현상

추우면 떨린다

추운 겨울날 눈보라가 휘날리는데 밖에 서 있으면 누구나 온몸이 와들와들 떨리게 된다. 의학자들의 말에 의하면 추우면 우리 몸이 세포나 근육을 떨게 하여 체온을 올리려고 하기 때문에 떨림 현상이 일어난다고 한다. 맞는 말이다. 우리 몸은 추우면 떨리고, 반대로 더우면 축 늘어지게 된다.

그러면 이 '떤다'는 현상은 인체의 어느 부위에서 통제하고 지시하는 것일까? 앞의 뇌의 메커니즘에서 살펴봤던 대로 바로 뇌간이 그 중심에 있다. 뇌간은 어떤 온도에서든지 몸을 생존하게 하기 위해 적절한 떨림 현상(진동 현상)을 이용한다. 즉 그때그때 환경에 적절하게 몸을 떨리게 해 생명을 계속 유지하는 것이다.

떨림 현상, 즉 진동 현상이라는 것은 이렇듯이 어떤 의도나 목적이 있어서 의식적으로 '떨어라' 하고 명령 받아 이루어지는 것이 아니라, 온도를 감지하는 순간 뇌간이 즉각적으로 반응해 나타나는 생명 메커니즘인 것이다.

바로 이러한 이유 때문에 생물 중에서 유일하게 인간만이 열대지방과 극한지방에서 모두 생존할 수 있는 것이다. 다른 동물들이 환경이 바뀌면 오랜 시간이 지나지 않아 적응하지 못하고 죽는 것과는 정말 판이하게 다르다. 이렇듯 어떠한 환경에서든 살아남도록 되어 있는 인간은 그 자체로 소우주인 것이 틀림없다. 필자는 그렇게 되도록 배려하고 있는 그 근본, 즉 우주의 진리에 한없이 경탄할 따름이다.

간질은 왜 일어나나?

간질은 현대의학에서도 고치기 어려운 병이다. 또한 병의 발작형태가 매우 괴이하기 때문에 가족들 역시 쉬쉬하며 병을 감추고는 한다. 그런데 가만히 이 간질을 관찰해보면 발작이라는 매우 특이한 진동 현상을 볼 수 있다. 일반인들은 그 발작, 즉 떨림을 병이라고 생각하지만, 오히려 그 떨림은 병이라기보다 뇌의 이상으로 인해 생기는 현상에 가깝다. 뇌에 이상이 있음을 떠는 행동을 통해 나타내는 과정인 것이다. 어떻게 보면 떨림을 통해 순간적으로 자가치유를 하는 과정이라고도 볼 수 있다.

자율진동법의 떨림은 흔히 이 간질 발작과 매우 유사하게 보일 수도 있다. 그러나 재미있는 것은 대부분의 간질 환자들이 자율진동을 시도하면 발작이 사라진다는 점이다. 대뇌피질의 이상과 흥분으로 나타나는 것으로 추정될 뿐 간질이 왜 발병하는지 실제 원인을 정확하게 알 수 없는 것과 마찬가지로, 자율진동의 어떤 점이 간질을 치유케 하는지 역시 확실하지 않다. 하지만 추측하건데, 온몸의 기가 자유롭게 순환하면서 일어나는 자율진동이 몸의 특정부위의 기만 뚫어주는 것이 아니라 대뇌피질에까지 영향을 미치는 것이 아닐까 생각한다. 필자의 오랜 경험으로 보면 30여 명 정도의 간질환자 모두 자율진동법으로 치유되었다. 간질 때문에 외출도 못하고 결혼도 못하고 직장 생활도 하지 못하던 사람들이 짧은 기간에 새로운 인생을 찾게 된 것이다.

이런 이유에서 필자는 간질을 앓고 있는 사람에게는 꼭 자율진동법을 해볼 것을 권한다. 놀랍게도 단 한 번으로 완치되는 경우도 종종 있었다. 특히 자율진동법은 뇌와 관련된 이상에 있어서 매우 즉각적인 효과를 나타내기 때문에 더욱 그렇다. 뜻이 있는 곳에 길이 있다. 주변에 간질로 고통 받는 분이 있다면 자율진동의 자가치유법을 권해 건강하고 행복한 삶을 함께 누릴 수 있도록 이끌어 주었으면 한다.

어른은 죽어도 어린이는 산다

인간은 태어나면서부터 '본능'을 가지게 되며, 이 본능에 후천적으로 학습을 통해 얻은 지식과 경험이 더해지면서 성숙한 인간으로 성장하게 된다. 그런데 누구나 거치게 되는 어린이 단계의 생명유지 능력은 성인의 것과 커다란 차이가 있다. 몸집도 작고 지식도 적은 단계지만 어린아이가 갖는 생명력은 성인의 것과 비교해 놀라울 정도로 강력하다.

이러한 현상은 일상생활에서 수시로 볼 수 있다. 넘어져서 땅에 머리를 강하게 부딪친 경우, 성인이라면 70% 이상 뇌진탕이나 뇌와 관련된 충격으로 사망에 이르지만, 어린이의 경우는 외상이나 타박상을 입는 경우가 10% 미만에 불과하다. 물론 키가 작아 땅과 머리와의 거리가 좁은 것, 체중이나 머리뼈의 강도 차이도 변수가 될 수 있다. 그러나 핵심적인 요소는 뇌 안에 있는 뇌간에 있다.

성인의 경우 신피질이 과다하게 활성화되어 있어 뇌간의 생명력은 저하되어 있는 상태다. 자생력이나 생명력을 보전할 능력이 현저히 떨어져 있는 것이다. 그래서 충격을 받았을 때 그것을 잘 이겨내지 못하는 것이다. 반면 어린아이는 뇌간과 고피질이 성인보다 훨씬 더 발달되어 있고 신피질이 비교적 안정되어 있기 때문에, 생명력을 보전하는 뇌간의 능력이 성인보다 훨씬 크다.

그러나 안타깝게도 요즘에는 컴퓨터나 게임의 영향으로 어린아이들도 성인만큼이나 신피질이 활성화되어 있어 생각이나 고민이 많거나 심지어 자살을 결심하는 아이들도 있다. 생명력이 위축되어 아이들이 소아질병뿐 아니라 성인병까지 걸리는 현실이 참으로 가슴 아프다. 인류의 미래를 위해서도 과학자나 전문가들이 이런 현상을 예의 주시했으면 좋겠다.

여기서 내가 강조하고 싶은 것은 우리 모두 어린아이처럼 살 필요가 있다는 것이다. 즉 부정적인 사고를 지니고 고민하며 살지 말자는 것이다.

내일 걱정할 것은 내일 하면 되지 미리 당겨서 고민하지 말자. 이것이 바로 건강으로 가는 한 가지 비결일 것이다.

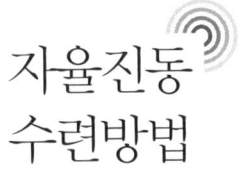

자율진동
수련방법

갓 태어난 아기는 누가 가르쳐주지 않아도 무의식 상태에서 팔다리를 움직이고,
숨을 쉬며, 울고 웃는다. 자율진동도 우리가 아이의 상태가 됐을 때 일어난다.
즉 원초적인 상태로 돌아가 완전히 몸이 이완되었을 때 기운은 몸의 각 부분을
자연스레 돌아다니게 된다.

가장 단순하고 가장 원초적인 수련

일반인들이 자율진동의 수련자세를 이해하기란 쉽지 않을 것이다.
앞에서도 설명했듯이 자율진동을 시작하면 마치 발작을 하듯이 갑자기
몸의 각 부분이 다양한 형태로 떨리고 흔들린다. 팔을 사방으로 휘젓는
사람, 아픈 부위를 반복적으로 때리는 사람, 마치 물 밖에 나온 생선처
럼 누워서 펄쩍펄쩍 뛰어오르는 사람 등 각자 가지고 있는 에너지 패턴
과 체질에 따라서, 진동은 다양한 형태로 온다. 그러므로 자율진동은 무
슨 체조법이나 수행법처럼 반드시 이러저러한 절차대로 하라고 가르쳐
줄 수 없다. 그래서 일반인들은 쉽게 이해할 수 없을 수도 있지만 이것
이 바로 자율진동의 특징이다.

그러니 이렇게 생각하면 이해가 쉬울 것이다. 갓 태어난 아기를 떠올려보자. 누가 울라고 시키거나 몸부림을 치라고 가르친 적은 없지만, 아기는 의식하지도 못한 상태에서 팔다리를 버둥거리거나 자지러지게 울거나 까르르 웃는다. 이처럼 자율진동은 이성 때문에 본성이 억압된 평소의 상태를 벗어나 바로 이 아기와 같은 원초적인 상태로 돌아간 완전한 이완과 자유의 상태를 만끽할 때 일어난다. 주변의 소리도 모두 들리고 내 몸이 어떻게 움직이는지도 자각하는 상태에서, 그저 몸이 움직이는 대로 자연스럽게 놔두면 기운이 몸 각 부분으로 자연스레 옮겨가는 것을 경험할 수 있게 될 것이다. 이러한 일은 억압되었던 뇌간이 되살아나 생명력이 가장 필요한 곳에 에너지를 보내는 과정에서 발생한다. 이 과정을 거치고 나면 성인이 되기까지 그동안 겪었던 경험과 난관들 때문에 움츠러들었던 본연의 자신감까지 다시 부활한다.

어렵게 생각할 필요가 없다. 간혹 많이 배우고 고민이 많은 사람일수록 '어떻게 진동이라는 게 일어난다는 거야' 하고 의심하거나, '도대체 떨림이 오는지 안 오는지 지켜보자' 하고 오기를 부리는 경우가 있는데, '내 몸이 모든 것을 알고 있다, 나는 반드시 건강해질 수 있다'는 강한 신념을 가진다면 우리 몸이 본래 가지고 있던 생명의 진동은 자연스레 일어난다. 잊지 마라. 인간에게는 무한한 잠재능력이 있고, 필자가 하는 일이라고는 자기 힘으로 그 능력을 응용하지 못하는 사람에게 '할 수 있다'는 신념을 심어주는 것뿐이다.

자율진동의 단계와 유의사항

　자율진동법은 1단계 전신 자율진동, 2단계 복부 자율진동, 3단계 부분 자율진동 등 3단계로 이루어진다. 각 단계는 저마다 고유한 특성을 가지고 있으며, 각 단계를 마쳐야 한 단계씩 진전하게 된다. 즉 2, 3단계는 1단계를 완전히 숙달한 뒤에 일어나게 되는 것이다.

　필자는 지난 30여 년간 성직자나 기공 관련 종사자, 의사, 병원에서 치료를 포기한 불치병이나 난치병으로 고생하는 환자들을 포함해 약 30만여 명을 지도한 바 있다. 그러나 상황이 이렇다보니 일부 종교 종사자나 기 수련자들 중에서 자신이 자율진동의 창시자라거나 신의 계시를 받았다고 하면서 자율진동법이라는 명칭을 사용하는 자들이 비일비재하게 되었다. 그러니 독자들은 행여 그러한 사이비 기공 종사자들에게 속지 말기를 바란다.

　자율진동을 하기 전에 몇 가지 준비해야 할 사항이 있는데 그것은 다음과 같다. 이것은 필자의 지도를 받을 때나, 추후 혼자 자율진동을 시행할 때도 동일하게 적용된다.

　첫째, 편안한 복장을 착용하는 게 좋다. 치마나 짧은 반바지 등을 입으면 격렬한 진동에 방해가 되므로 주의한다.

　둘째, 비닐 봉투와 휴지를 준비하자. 암 환자나 기타 독소가 많은 사람의 경우에는 구토를 하게 되기도 한다.

　셋째, 유아나 어린아이들은 쉽게 진동에 동요되므로 근처에 오지 못하게 한다.

넷째, 거동이 아예 불가능한 사람은 자율진동을 시행하지 않는 게 좋다.

다섯째, 술을 마시거나 약물을 복용한 상태로 자율진동을 시행해서는 안 된다.

여섯째, 위험한 물건이 있는 공간이나 계단, 난간 등에서는 자율진동을 금해야 한다.

일곱째, 다른 사람이 보고 있는 상황에서는 무의식의 상태로 들어가기 힘들므로 자기만의 공간이나 밀폐된 공간에서 수련을 시행한다.

앞에서도 설명했듯이 자율진동은 다음의 3단계로 구성되며, 각각의 단계를 마쳐야 다음 단계로 넘어가게 된다.

1단계 : 신피질의 안정과 전신 진동

제1단계 전신 진동은 자율진동법의 기초단계로 '몸이 건강해진다'는 무의식의 신념을 의식적으로 발현시켜 온몸에 진동을 일으키는 단계다. 이 단계는 자신의 의지와는 상관없이 뇌간이 온몸의 기를 운용시켜 진동이 일어나게 함으로써 치유가 일어난다. 이 단계에서는 막혀 있거나 뭉쳐 있었던 혈과 기가 모두 뚫린다. 또한 이 전신 진동은 사람의 체질과 성향에 따라서 각기 다른 형태와 동작으로 나타나기 때문에 어느 한 가지 정형화된 패턴으로 정의할 수 없다.

이 단계에서는 의도하지 않았는데도 울음, 고함, 비명, 구토 등이 터

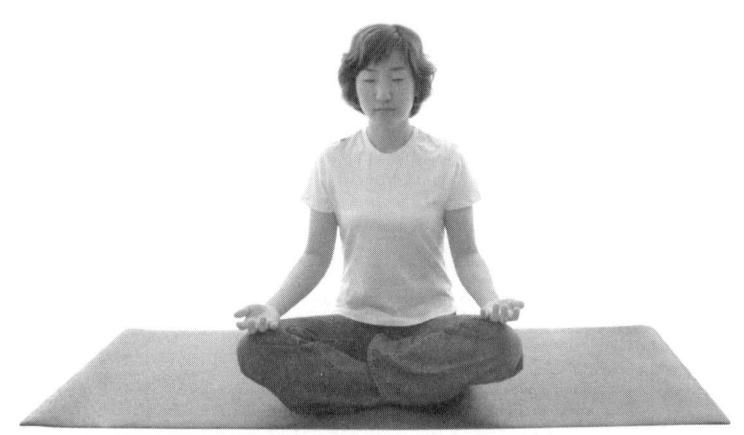

져 나오며, 몸의 특정 부위를 두드리거나 몸을 흔들고 마구 뛰어다니거나 구르고 하품을 하는 등 다양한 형태의 진동 현상이 나타난다.

- 위의 사진처럼 먼저 편안한 자세로 앉아 양손을 무릎 위에 놓는다. 손바닥은 하늘을 향하게 한다.
- 코로 천천히 아랫배가 부풀어 오를 때까지 크고 깊게 숨을 들이쉰 다음 입으로 천천히 숨을 내쉬기를 10회 반복한다.
- '온몸이 편안해진다' 고 의식적으로 생각한다. 심신이 안정되면 손이 찌릿찌릿해지면서 작은 떨림이 오는 것을 느낄 수 있을 것이다.
- 의식적으로 '진동이 점점 더 강해진다', '점점 더 떨린다' 고 생각하라. 떨림이 쉽게 오지 않으면 손이나 발을 의식적으로 떨어줘도 좋다. 이때 강제로 떨림을 멈추거나 다른 곳으로 옮기려 하지 말고 그저 '점점 더 진동이 강해진다' 고 생각한다.

- 온몸이 떨리기 시작하면서 몸의 아프거나 좋지 않은 부위로 떨림 이 집중된다. 계속해서 '진동이 점점 더 강해진다' 고 되뇌인다.
- 그래도 1단계 진동이 잘 시행되지 않는 사람은 직접 협회로 문의를 하거나 숙련자의 지도를 받는 것이 바람직하다.

2단계 : 복부(오장육부) 진동

1단계를 충분히 숙달해 자유자재로 자율진동을 할 수 있게 되면, 2단 계 복부 진동으로 넘어가게 된다. 이 단계는 말 그대로 자기 내부에 있 는 기운을 마음대로 운용하게 되는 단계다. 1단계에서 기혈의 순환 통

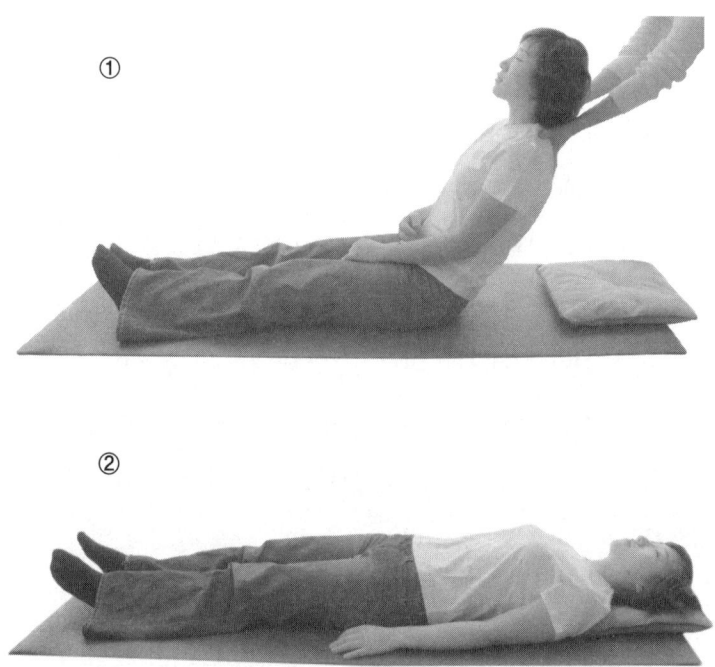

로를 완전히 뚫어 놓았다면 2단계 복부 진동을 통해서는 기혈의 생산과 운용이 원활히 될 수 있도록 오장육부의 기능을 활성화하게 된다. 이 단계에서 진동이 오기 시작하면 뱃속의 독소가 호흡을 통해 배출되거나 하복부의 배출구를 통해서 몸 안에 쌓여 있던 노폐물이나 비정상적인 것이 빠져 나오는 기적이 종종 발생한다. 특히 여성들의 경우 자궁 관련 질환이 있을 때 그러한 사례가 많이 있었다.

- 옆의 ②번 사진에서처럼 그 자리에 편안히 눕는다. 이때 1단계 진동을 하다가 자연스럽게 2단계로 넘어가는 경우도 있다. 앉은 자세로 있을 때 머리 뒤쪽에서 무언가가 끌어당기는 느낌이 들 수도 있는데 이때 자연스럽게 이끌리는 대로 몸을 뉘이면 된다. 그러나 1단계에서 2단계로 바로 넘어가는 경우에는 사진 ①번에서처럼 옆에서 누군가 대기하고 있다가 누우면서 다치지 않도록 방석 등으로 머리를 받쳐 주어야 하며, 가능하면 숙련자의 지도 없이 혼자서 진행하지 않는 것이 좋다.
- 코로 숨을 들이쉬고 입으로 내쉬는 동작을 10회 정도 반복하면서 복식호흡에 의식을 집중함으로써 신피질을 안정시킨다.
- 지도자의 지시에 따라 움직이면서 복부에 기운이 꿈틀거리고 움직이는 것을 느낀다.
- 이때부터 점점 더 기운이 커지게 되며 '오장육부에서 진동이 일어난다'고 강한 신념을 가지면 전혀 움직이지 않던 장기들이 움직이는 것을 느끼게 된다.

- 이 단계의 중요성은 오장육부의 균형을 맞춰 모든 장기가 상생할 수 있는 분위기를 조성함으로써 건강을 되찾는 것이다.

3단계 : 부분 진동

앞에서도 언급했듯이 마음이라고 하는 필름에 의해 몸이라고 하는 스크린에 영상이 맺힌다. 다시 말해 마음이 육체의 구석구석을 자기 뜻대로 움직이는 단계가 이 3단계이며, 2단계를 마친 경우에 한해 3단계로 진행할 수 있다.

이 3단계는 눈이면 눈, 혈관이면 혈관, 뼈면 뼈, 발가락이면 발가락의 부분 부분을 정밀하게 진동하는 방법으로서, 1, 2단계를 마친 사람이면 누구나 할 수 있다.

이 3단계를 거치면 육체를 자기 마음대로 다룰 수 있게 되는 것은 물론, 부분적으로 아픈 부분을 집중적으로 진동시켜 치유할 수 있는 고차원적인 치유운동이 가능하게 된다. 두통을 치유하는 데도 유용하다.

자율진동 후 마무리

자율진동을 격렬하게 한 사람은 일부 탈진 상태까지 가기도 하지만, 경미하게 한 사람은 몸이 개운하고 뭔가 꽉 찬 느낌을 받게 된다. 자율진동을 한 후에는 스스로 자신을 치유할 수 있음을 감사하고 1~2분가량 안정을 취한 뒤, 지도자의 구령에 따라 마치면 된다. 이때 가장 중요한 것은 진동 후에 나타나는 자신의 변화와 호전 반응을 기억하고 다음에는 어떻게 점진적으로 나아지는지 관찰하는 일이다. 자율진동을 하다보면 나쁜 곳은 더욱 아프게 되는 현상이 나타나는데 이것은 나쁜 곳이 치유되는 과정이므로 잠시 쉬었다가 다시 반복하도록 한다. 그러면서 통증이 완전히 없어지게 되면 치유가 된 것이다.

자율진동을 할 때 유의사항

자율진동은 말 그대로 '원시 상태'와 같이 인간의 본능적인 부분이 전혀 감춰지지 않고 나타나기 때문에 다른 사람이 자율진동을 하는 것을 보면 어색한 느낌이 들 수도 있다. 그러나 '꿩 잡는 것이 매'라고, 이는 병을 치유하는 과정이므로 자연스러운 현상으로 보아야 한다.

- 자율진동을 하다보면 간혹 마비나 경직이 나타나는 사람들이 있다. 이런 일은 진동을 제대로 받아들이지 못하고 거부하거나 부정적인 생각을 하게 되는 경우 일어난다. 그럴 때는 빨리 진동을 멈추게 하고 마사지를 해주어야지 그대로 방치하면 역효과가 날 수도 있다.
- 토하거나 배설을 하는 경우가 있으므로 휴지나 비닐봉투를 충분히 준비한다.
- 1단계나 2단계 진동 도중에는 울거나 소리를 지르게 되므로, 방음이 잘되어 있거나 주변에 피해를 주지 않는 장소에서 수행해야 한다.
- 위험한 작업장이나 물건들이 많은 장소, 산만하고 소란한 장소 등은 피해야 한다.
- 자율진동 과정을 처음 시작할 때는 지도자에게 정상적인 방법으로

배우는 것이 가장 좋다. 처음부터 혼자서 자율진동을 하는 경우 문제가 발생하거나 위험해질 수도 있다.

사람마다 다른 경험

자율진동은 본래 누구나 각자의 힘으로 할 수 있지만, 필자가 지도하면 단시일 내에 더 강한 진동을 경험할 수 있게 된다. 그 이유는 여러 가지로 설명할 수 있다.

첫째 필자는 강한 에너지 파장을 가지고 있기 때문이다. 혹자는 '다른 사람의 기 에너지가 10볼트나 100볼트 정도라면, 윤 총재의 기 에너지는 수천 볼트'라고 추켜세우기도 한다. 그 말을 부인하지 못할 것이 필자 스스로도 손에서 강한 전류를 느끼거나 필자가 손을 대면 강한 기가 더해진다는 말을 종종 들었기 때문이다. 또한 필자가 그간 자율진동을 지도하면서 겪어왔던 다양한 경험도 한몫하고 있다고 생각한다.

예를 들어 깨달음은 자기 스스로 얻는 것이지만, 그 깨달음의 과정에서 사람들은 스승을 찾는다. 좋은 스승은 그 과정을 쉽게 해주고, 고요하고 평화로운 분위기, 할 수 없었던 일도 할 수 있을 것 같은 자신감을 만들어주기 때문이다. 필자도 지금까지 스승의 역할을 자처하면서 많은 사람들이 자율진동을 체험할 수 있도록 도왔다. 그러는 동안 병으로 고생하던 사람들의 몸이 씻은 듯이 가뿐해지고, 거동이 불편했던 환자들이 자연스럽게 움직이는 것을 30여 년 동안 지켜보면서 '자율진동법을 통하면 병을 치유할 수 있다'는 필자의 신념은 점점 더 강해졌다. 필자는 그 강한 신념이야말로 자율진동을 하는 대상에게 강력한 영향을 미친다고 생각한다. 그리고 다양한 삶의 궤적을 숱하게 봐왔기 때문에 이제는 척 보기만 해도 상대방이 어떤 인생을 살아왔고 어떤 문제 때문에 왜 고생하고 있는지가 가슴이 저릿저릿 저려올 정도로 금세 느껴진다. 그래서 때로는 환자가 토해낸 나쁜 것들을 손으로 받아내고 대소변까지 치우면서도, 더럽다거나 불결하다는 생각은커녕 마치 내 병이 나은 것처럼 기쁘고 신이 났던 것이다.

앞에서 설명했던 자율진동법은 누구나 각자 집에서 스스로 시도할 수 있다. 그러나 조금이라도 미진한 점이 있거나 좀더 상세한 내용을 알고 싶으신 분은 필자가 지도하는 협회 모임에 참석할 것을 권한다.

몸을 깨우고 마음을 깨우는 자율진동

우리 인체는 유선과 무선으로 이루어져 있는 하나의 소우주, Whole-being이다. 그러나 외람된 이야기지만 이제까지의 운동법, 수련법, 치료법들은 몸이면 몸, 마음이면 마음, 정신이면 정신, 어느 한두 가지에 초점을 맞춘 경우가 대부분이었다. 그러나 자율진동법은 아주 단순한 동작을 통해서 머리끝에서부터 발끝까지 연결되어 있는 복잡미묘한 신경망인 유선과 그것을 넘어선 자율신경계인 무선, 눈에 보이는 실체인 몸과 그 몸이 담고 있는 마음을 통합시킨 수련법이다. 이러한 훈련법은 아마도 '자율진동법'이 최초가 아닐까 한다.

한번 상상해보라. 몸 어디 세포 한 군데조차도 일그러지거나 아프지 않은 상태, 마음 어디 하나 맺히거나 경직된 것이 없이 완전히 이완되어 날아갈 것 같은 상태. 그런 상태가 된다면 우리의 하루하루가 얼마나 달라지겠는가? 자율진동은 육체를 우주생성의 근본이치에 따라 제자리로 돌아오게 하는 치유, 마음의 에너지를 극대화해 완전한 평화를 맛볼 수 있게 하는 명상, 우리 인체 내부와 외부를 둘러싸고 있는 우주의 기운을 깨우는 기, 그것보다 더 고차원적인 득도의 경지까지 신피질과 구피질과 뇌간을 통해서 내 온몸의 유선과 무선이 확장되며 경직성이 풀어지는 일련의 과정을 포함한다.

마치 호수에 돌을 던지면 그 파문이 원형으로 진동하며 멀리 멀리 퍼져 나가듯이, 자율진동의 이러한 놀라운 패러다임을 이해한 상태에서 진동에 임하면, 각자의 끈기에 따라 엄청난 효과를 거둘 수 있다. 이게 바로 자율진동법의 매력이다.

물론 당장 신체적인 질병에 시달리고 있는 사람이라면 1차적으로 몸이 나아지는 단계로 진동이 온다. 그러나 몸이 완전히 치유되어 건강한 상태로 돌아오게 되면 진동은 우리 인체가 가진 에너지 출구인 차크라를 활성화시키기도 하고 우리 몸을 둘러싸고 있는 7개의 에너지 차원을 열어 '나'라는 존재가 우주처럼 확장되는 극도의 각성 상태, 더 나아가 명상 수행자들도 채 경험하지 못했던 생명 에너지의 새로운 경로까지 발견할 수 있게 해준다.

자율진동법은 형식이나 준비, 음악이나 의식이 없이 그야말로 진동을 하는 개개인의 자유로운 패턴에 따라 이루어지기 때문에 원시적인 생명 에너지의 파워를 더 끌어낼 수 있다.

각자가 가지고 있는 에너지 노선과 전생을 통해 축적해온 에너지 보유량에 따라서 자유롭게 몸을 진동시킨다는 점에서, 자율진동법은 음식으로 따지자면 가공되지 않은 천연음식처럼 단순하고 명쾌하다.

아무리 이론으로 가르치고 외워도 그렇게 익힌 것은 금세 잊어버리지만, 몸으로 한번 익힌 것은 잘 잊혀지지 않는다. 우리 몸에는 놀라운 자연치유력과 우주생성의 놀라운 비밀이 있기 때문에 '할 수 있다'는 신념을 가지고 그것을 끌어내준다면 기적은 일어난다. 자율진동은 단순하고 원시적이라는 점에서 오히려 메커니즘에 집착하는 현대인의 병을 뒤집을 수 있는 힘이 있다. 화두를 잡거나 호흡을 하는 등 모든 수행법에서 집중을 요하는 이유는 바로 집중이 되는 순간 고주파의 에너지가 형성되면서 강한 에너지가 나오기 때문이다. 그러나 그런 과정 없이도 자율진동은 몸의 동작을 통해서 마치 파문이 퍼져나가듯 자연스럽게 몸의 부분 부분을 완전히 강하게 집중된 상태로 유도한다. 언제나 그렇듯 단순한 게 가장 아름다운 법이다.

Part.5

자율진동을 통한
치유사례

각종 난치성 성인병

한 달 만에 정상 혈당치 회복 _당뇨병

당뇨병은 현대의학의 눈부신 발달에도 불구하고 아직 그 치료법이 개발되지 못한 난치병으로 유전이나 바이러스 감염, 비만, 과로, 스트레스, 수술, 임신 등의 원인으로 발병한다. 별다른 자각 증상 없이 서서히 진행되며, 방치할 경우 각종 합병증을 유발하고 혼수상태에 빠져 사망에 이르는 무서운 질병이다.

이토록 무서운 당뇨병을 자율진동에 의한 치료법으로 완치한 사람이 있다.

당뇨병 환자의 90% 이상이 40세가 넘는다는 통계를 입증하듯, 전자부품 생산업체의 잘 나가던 부장인 김경식 씨 역시 46세의 건강한 사나이였다. 당당한 체구에 건강미, 유창한 영어 회화, 세련된 매너로 외국 바이어들을 상대하며 '바쁜 세상에 병 걸릴 시간이 어디 있냐? 열심히 일하면 질병도 비껴간다.'고 호기를 부리며 의욕적으로 일하던 그에게 당뇨병은 소리 없이 다가왔다.

그는 일에 의욕적이던 만큼 식욕 또한 왕성하여 술자리에서도 빼어난 명성을 날리고 있었다. 그러나 '일병장수 무병단명(一病長壽 無病短命, 평소 병을 조금씩 앓아 본 사람이 오래 살지 한두 가지 병도 앓아보지 않은 사람은 오래 살지 못 한다는 뜻)'이라는 옛말을 입증하듯, 뜻밖에 닥쳐온 병마 앞에서는 명성도, 의욕도 속수무책이었다.

그는 자신의 병이 당뇨라는 것을 알고 약물과 식이요법, 운동요법 등을 병행하며 투병의지를 불태웠다. 그러나 음식을 지나치다 싶을 정도로 많이 먹어도 늘 배가 고팠으며, 시도 때도 없이 냉수를 마셔대도 피곤과 권태와 나른함은 매사에 의욕을 잃게 했다. 더구나 잠깐의 공백을 허용할 수 없을 만치 그를 필요로 하는 회사 업무는 급기야 본능적 욕구마저 빼앗아 간 채 그의 삶을 깊은 어둠 속으로 끌어내리고 있었다.

동생의 소개로 필자를 찾아왔을 때, 그는 이미 병색이 완연한 모습이었고 회생이 불가능해 보였다. 그러나 필자는 그의 손을 힘주어 잡으며 이렇게 말했다.

"인간은 누구나 자신의 신체에 생기는 이상을 스스로 고칠 수 있도록 체내에 뇌간이라는 치유 센터를 가지고 있습니다. 저를 믿고 스스로 병마와 싸울 의지만 가진다면 당신은 틀림없이 예전의 건강을 되찾을 수 있습니다. 자신을 믿으십시오."

그랬다. 필자는 김경식 씨가 신념을 갖고 자율진동법을 행하기를 간절히 바랐다. 그것으로 그가 가진 몹쓸 병마는 물러갈 것이라고 확신하고 있었기 때문이었다.

다행히 김경식 씨는 의지와 신념이 강한 사람이었다. 필자의 권유대로 자율진동법을 잘 이해하고 따라준 덕택에 5일 만에 혈당치가 정상 수치로 내려왔으며, 한 달 후에는 당뇨병의 증세를 찾을 수 없을 만큼 호전되었다. 곧 쓰러질 것처럼 초췌했던 얼굴에는 화색이 돌았고 거듭된 검사에서도 혈당치는 안정된 수치를 보였다.

지금 김경식 씨는 자신의 뇌를 잘 다스려 건강을 되찾았음은 물론 과거의 명성도 함께 찾아 전보다 더 활기차게 살아가고 있다.

진동 40일 만에 손발 붉은 점 사라져 _간경변

간장은 복강 내의 오른쪽 맨 윗자리 횡격막 아랫면에 붙어 있는 1,200~1,500g의 무게를 지닌 인체 내 가장 큰 장기다.

간장이 하는 일을 크게 나누면, 대사, 배설, 해독 및 방어기능, 조혈, 혈액응고, 순환기능 등으로 나눌 수 있으며, 간장이 질병에 걸리는 데는 간염바이러스, 각종 세균, 스피로헤타에 의한 감염, 알코올로 인한 영양장애 중독, 대사이상 등 많은 원인이 있다. 물론 질환에 따라 증세는 다르지만 대부분 통증이나 메스꺼움, 구토, 설사, 변비, 황달이나 심한 피부가려움증 등이 나타난다. 특히 거미가 다리를 벌린 것 같은 모양의 혈관종 현상, 손바닥 발바닥이 발갛게 되는 홍반 현상 등은 대표적인 간염, 간경변증, 지방간, 간암 등의 자각증상이다. 이 외에도 증상은 헤아릴 수 없을 만큼 다양하며 내과·외과적 치료 외에 식이요법과 함께 충분한 휴식을 필요로 하는 병이다.

박순철 씨는 H건설의 상무이사였다. 그는 49세의 중후한 중년 신사로서 회사에서는 공사수주 관계를 전담하고 있었다. 그는 간경변이라는 청천벽력과 같은 진단을 받고 넉 달째 통원치료를 받고는 있었지만 빨리 완쾌되지 않는 자신의 병에 대해 초조함과 더불어 알 수 없는 불길한 예감을 안고 협회를 찾아왔다.

필자는 그와 마주앉아 한 시간 정도 편안한 기분으로 평범한 세상사 얘기를 나누며 자연스럽게 병에 대한 자신감을 갖도록 유도했다. 그런 후 2~3일 정도 자율진동으로 진동이 인체에 미치는 신비한 체험을 먼저 경험하도록 했더니 그는 서서히 자신감을 갖기 시작했다. 그 후 자율진동법이 인체에 어떠한 영향을 주는지와 그 메커니즘을 설명하였더니 쉽게 이해했고, 편안한 기분으로 자율진동에 임했다.

필자는 박순철 씨의 경우 전신을 포괄하는 자율진동법이 효과적이라고 생각했다. 극도로 저하된 원기를 배양시켜 인체의 저항력과 면역성을 키우며 자생력으로 자신의 병을 이길 수 있는 지구력을 키우는 것이 급선무였기 때문이다.

한 달 후, 박순철 씨는 구도자 같은 경건한 자세로 자신이 원하는 부위에 자유자재로 진동을 유도할 수 있게 되었으며, 40여 일 후에는 손과 발에 나타났던 홍반이나 거미 모양의 혈관종과 함께 가슴의 통증도 서서히 사라졌다. 박순철 씨는 자율진동에 의한 자가치유에 성공한 것이다.

초조한 마음의 부담까지 진동으로 날린다 _고혈압

인류 역사 이래 인간은 수많은 질병과 싸우며 의학 발전의 눈부신 금자탑을 이루어냈다. 그러나 하나의 불치병을 정복하면 또 하나의 불치병이 생겨난다. 그러한 인간과 바이러스의 줄다리기 속에 끝없이 생겨나는 불치병과 난치병! 그 중에서도 침묵의 살인자로 비유되는 고혈압은 언제 터질지 모르는 시한폭탄과 같이 무서운 기세로 우리를 위협하고 있다.

우리나라에서 혈압과 관련된 뇌혈관 질환자의 사망률이 전체 인구의 25% 이상을 차지한다는 통계는 절대 간과할 일이 아니다. 또한 그토록 무서운 고혈압이 유전이나 스트레스, 염분이 많은 식사 습관, 음주, 흡연 등의 원인으로 발병되며 합병증이 없는 한 증세를 알기 힘들어 높은 사망률을 기록한다는 데도 주목해야 한다.

시내 유명 학원의 잘 나가는 영어 강사로, 나름대로의 실력과 인기를 인정받아 그 분야에서 입지를 굳힌 최일도 씨는 47세의 나이에 적지 않은 것을 이뤄낸, 동료들의 부러움을 한몸에 받는 사람이었다. 그랬던 그가 필자를 찾아온 건 앞서 말한 시한폭탄과도 같은 고혈압 때문이었다.

겉으로는 주변 사람들의 부러움을 받았으나, 속으로는 남몰래 오랜 시간을 고혈압이라는 병마에 시달려온 그와의 첫 만남을 필자는 지금도 똑똑히 기억한다.

'번다' 하는 사람들의 기준으로 보아도 절대 적지 않은 수입이었으나 연로하신 부모님과 동생들의 뒷바라지에 눈코 뜰 새 없이 일만 해야 했던 그. 자신의 몸을 돌보기는커녕, 시간을 쪼개 번역이나 저술, 강의 준비 등으로 심신이 지쳐버린 그에게, 고혈압이라는 병마가 깃든 건 어쩌면 당연한 일이었는지도 모른다.

탈진일로를 걷던 그가, 뒤늦게 병원을 찾았을 때 의사는 주저 없이 고혈압이라는 진단을 내렸다. 그는 곧바로 혈압 강하제 등의 약물 치료를 받으며 병마에 저항했다. 그러나 시간이 곧 돈이며 대가족의 생계를 책임진 그였기에, 자신이 언제 쓰러질지 모른다는 부담은 오히려 그의 병을 악화시켰다. 그리하여 고혈압은 그에게 공포와 불안증이라는 2차 병증을 안겨 주었고 그와 함께 삶의 의지마저 빼앗아버리고 말았다.

나는 그가 고혈압이라는 병보다도 자신과의 싸움에서 이겨주길 바라는 마음으로 자율진동을 유도해 나가야 했다. 첫 자율진동 치유 시간에 최일도 씨는 대부분의 고혈압 환자들이 보이는 반응처럼 머리를 심하게 흔들며 앞뒤로 젖히는 동작을 반복했다. 그러기를 40여 분. 그는 뭐라 꼭 집어 표현하기는 힘들지만, 심신이 개운해진 기분이라며 돌아갔다. 그리고 다음 날 2차 자율진동에 들어가기 전에 이렇게 말했다.

"어제 자율진동을 한 번 받고나서는 그동안의 두통 증세와 초조했던 마음이 사라져 정말이지 오랜만에 편안하게 잠을 잤습니다."

그렇게 치료 받기를 일주일. 140이 넘던 최일도 씨의 혈압 수치가

120대로 내려갔다. 차츰 홍조를 띠기 시작한 얼굴에서는 필자를 처음 만났을 때 보였던 초췌함은 이미 찾아볼 수 없었다. 그는 다시 삶의 의욕과 활기를 되찾은 것이다.

지금도 협회에는 고혈압으로 고생하는 많은 사람들의 발길이 끊이지 않는다. 혈압 강하제를 지나치게 복용하여 생기는 부작용을 생각하면 자율진동의 자가치유 효과를 통해 자신의 혈압을 컨트롤하는 것은, 확실한 치유 효과를 가진 권장할 만한 방법이다. 자율진동은 정신안정과 더불어 혈압을 정상으로 유지할 수 있도록 관리해주는 자가 치료법이다. 집에서도 꾸준한 수련을 한다면 고혈압은 물론 각종 성인병을 예방하고 건강한 생활을 영위할 수 있을 것이다.

진동으로 기능 조정 혈압 상승 _저혈압

특별한 이유 없이 혈압이 최고 90 이하 최저 60 이하인 경우를 의학적으로는 본태성 저혈압증이라고 한다.

고혈압과 달리 저혈압은 피로와 두통, 수족냉증, 가슴 두근거림과 어깨가 뻣뻣한 자각증상을 보이는데, 체질적인 이유로 오기도 하지만 편식으로 인한 영양실조에서 비롯되는 수가 많고 만성병을 오래 앓은 후에 나타나기도 한다. 이러한 저혈압은 위장기능을 약화시키고 심지어는 지나친 피로감으로 무기력 상태에 빠지게도 한다.

체질적인 원인 이외에 심장병, 내분비계 질환, 결핵, 암, 빈혈 및 기타 만성질환이 원인이 되어 저혈압이 되는 경우도 많은데, 이런 경우 병이 완치되면 자연히 혈압은 정상화되게 된다.

일단 병에 걸리면 대부분의 사람들이 손쉬운 약물요법에 치중한다. 하지만 그런 치료법은 일시적으로 혈압을 상승시킬 뿐 근본적인 치료가 되지 않고 오히려 부작용이 일어나는 경우도 허다하다.

그러나 자율진동법은 다르다. 스스로 전신 기능을 조절하여 체력을 증진시키며 혈압을 자연적으로 상승시켜 건강을 되찾게 해주는 것이다. 흔히 고급 성인병이라고 불리는 저혈압 역시 필자가 지도하는 자율진동법을 통하면 훨씬 자연스럽게 치유될 수 있으며, 효과가 좋을 뿐 아니라 부작용도 없다.

본태성 저혈압 환자였던 이영호 씨는 원래 허약한 체질로, 중학교에 입학하면서부터 평균 혈압이 늘 90 이하였다. 온갖 치료를 다했지만 그때뿐, 시간이 지나면 다시 저혈압으로 되돌아가곤 했다. 그러기를 십수년, 33세가 되던 해부터는 아예 무기력감에 사로잡혀 삶 자체를 고통으로 여기게 되었다. 그러던 그가 필자를 만나고부터는 귀찮기만 하던 삶을 다시 살 만한 것으로 받아들이게 되었다. 십수 년간 그를 따라다니며 괴롭혔던 저혈압을 그의 삶에서 떼어낼 수 있게 되었기 때문이다.

"제가 총재님을 만나 자율진동법을 시작한 지 이제 2개월 정도가 됐거든요? 그런데 이젠 다 나은 것 같아요. 혈압이 정상으로 돌아온 후로는 아무리 체크를 해도 요지부동이거든요."

자기 스스로 자기 몸을 다스리는 자율진동요법으로 그 역시 새로운 삶을 살아가게 된 것이다.

스트레스와 압박감으로부터 자유로워진다 _심근경색

노인들이 흔히 하는 말이 있다.

"나이 먹는 것도 서러운데 몸은 점점 약해지고 아픈 곳도 점점 늘어만 간다."

사람의 몸도 기계와 다를 바가 없다. 오래될수록 낡고 노후되는 것이다. 그것이 사람의 몸이다. 병! 그 중 성인병 리스트에 빠지지 않는 것이 고혈압과 심장병이다.

젊어서는 자신과 상관없이 들리던 이 말. 그러나 세월과 함께 나이를 먹어가다보면 어느 순간에 자신도 그 대열에 들어와 있음을 깨닫게 된다. 그러나 그제야 허겁지겁 손 써봤자 아무 소용이 없다. 건강이란 늘 꾸준한 관리가 필요한 것이다.

심장은 사람이 뱃속에 있을 때부터 태어나 죽을 때까지 쉬지 않고 일을 한다. 인체에 신선한 공기와 영양과 혈액을 공급하는 책임을 맡았기 때문이다. 그럼에도 인간의 사망 원인 중 첫째로 꼽히는 병의 하나가 바로 심장병임을 우리는 주목해야 한다. 특히 경제 수준의 향상과 서구화되어 가는 식생활, 스트레스 등으로 인해 동맥경화성 협심증과 심근경색 등 생명과 연관이 깊은 심장병들이 늘어나고 있음도 경계해야 한다.

전자부품 회사를 경영하는 53세의 이경로 씨는 20년이 넘는 세월 동안 한 계통에서만 묵묵히 일해온 사람이다. 그러나 아무리 규모가 작아도 공장 하나를 경영한다는 게 그리 쉬운 일은 아닌 듯, 갖가지 스트레스에 시달리다가 결국 건강에 심각한 타격을 받게 되었다.

심장을 칼로 도려내는 듯한 격심한 통증, 속옷을 흠뻑 적실 정도로 흐르는 식은땀, 호흡을 제대로 할 수 없는 증상이 하루에도 몇 번 씩 그를 괴롭혔다. 급기야 병원으로 뛰어가 정밀 검사를 받아본 그에게 내려진 병명은 심근경색!

청천벽력과도 같은 진단이었고, 당장 손에서 일을 놓고 치료에만 신경을 써야 하는 상황이었지만 그는 그럴 수 없는 처지였다.

어느 날, 그를 안타까이 여긴 친구가 이경로 씨를 데리고 필자를 찾았다. 필자는 이경로 씨와 몇 마디 이야기를 나눠본 결과 병의 주 원인이 스트레스임을 알았다. 그래서 심호흡을 통한 마음의 안정이 우선되어야 한다는 생각으로 가벼운 숨고르기에서부터 시작했다. 우선 심호흡으로 약 30분간 안정을 취하고 가벼운 자율진동을 1단계부터 시작하도록 지도했다.

10분간 자율진동 치료를 하고 5분간 휴식하는 방식으로 하루 40분 정도의 자율진동을 계속하며 3일 간격으로 연속 진동 시간을 10분씩 늘려갔다. 그러자 한 달 후에는 30분씩이나 지속되는 자율진동에도 아무런 부담 없이 수련을 할 수 있었다.

그러는 동안 이경로 씨는 심장이 아프거나 식은땀을 흘리는 경우가 차츰 줄어들었으며 두 달 후, 병원에서 진찰을 받아본 결과, 심장질환은 깨끗이 나아 있었다.

이렇듯 자율진동은 스스로 자기 몸을 다스려 맺혀 있던 것을 풀어주며 자신의 몸을 초기화시켜준다. 그리하여 세상에 처음 태어났을 때처럼 깨끗하고 건강한 몸으로 치유시켜준다. 현대인의 생활패턴은 중·

장년 층으로 갈수록 스트레스성 심장질환을 더욱 많이 유발시킨다. 굳이 병이 나지 않은 사람이라도 매일 아침 운동하듯이 자율진동을 생활화한다면 건강한 심장을 유지할 수 있을 것이다.

마비된 팔다리가 완치되다 _중풍

1997년 통계를 보면 우리나라 사람의 사망 원인 중 14.2%가 중풍과 같은 뇌 혈관 질환에 의한 것이라고 한다. 특히 60~70대의 사망 원인 중 가장 많은 것이 중풍임을 볼 때, 중풍이란 노년에 접어들며 건강관리에 소홀해진 틈을 타 우리 몸을 좀먹어 오는 병인 게 확실하다.

중풍은 뇌의 일부분에 혈액을 공급하는 혈관이 막히거나 터짐으로 인해 혈액 공급이 원활치 못하여 신경이 마비되는 증상으로 뇌졸중 또는 뇌혈관 질환이라고도 한다.

협회를 찾아오는 중풍 환자들은 50대에서 70대까지 다양한 세대들이다. 대부분이 고혈압과 심장질환을 함께 앓고 있었고 몸의 오른쪽이나 왼쪽을 쓸 수 없거나, 언어 장애 등을 호소해왔다.

처음 얼마 동안 그들은 재활치료나 약물 투여 치료를 한다. 그러나 병의 경과가 더디고 힘들어 대부분은 얼마 지나지 않아 여러 대체요법을 찾으려 고심한다. 물론 그러한 환자가 있는 집의 가족들이 겪는 고통은 말할 수 없이 크다. 다행인 것은 자율진동이 그러한 중풍에도 탁월한 효과를 보인다는 것이다.

국내에서 유명한 B종합병원의 원장 형이 중풍으로 쓰러져 의식을 잃었다. 보름 후, 그는 가까스로 깨어났으나 정신만 깨어났을 뿐, 몸은 움직이지도 못하는 처지가 되었다.

그의 가족들이 필자에게 연락을 한 건 환자가 의식에서 깨어난 지 일주일 만의 일이었다. 그들의 첫마디는 이랬다.

"양의학으로는 더 이상 호전될 가망이 없다는 결론입니다만…."

환자는 거동을 못하고 언어 장애도 심한 터라, 필자는 직접 환자의 집으로 찾아가 자율진동법을 지도했다.

그날부터 필자는 날마다 환자의 집을 방문하여 한 시간 정도 수련을 진행하며 환자의 용태를 지켜보았다. 그런데 보름이 지나면서부터 무슨 소리인지 전혀 알아들을 수 없던 환자의 말소리가 어떤 의미를 띠게 되었다. 희망을 갖고 자율진동 수련을 한 달간 지속적으로 지도한 결과, 걸을 수 없을 정도로 심각하던 증세가 호전되어 지팡이를 짚고 걸을 수 있을 정도가 되었다.

환자의 병에 차도가 있자, B병원에서는 필자에게 물리치료실에서 일해줄 수 없겠느냐고 제의해왔다. 스스로 치유하는 자기진단 치유법에 첨단의료의 산실인 종합병원이 놀란 것이었다.

필자는 물론 그들의 제의를 정중히 거절했다. 양의학은 자율진동의 자가치유 원리와 상반되는 치료법이기 때문이다. 그러고는 지금까지 자율진동법 확산을 위한 외길을 더 열심히 걸어왔다.

협회를 찾는 중풍 환자들은 죽은 반쪽 신경을 살리는 데 여념이 없다. 자율진동 수련에 들어가면 움직이지 않던 팔이 위로 올라가고, 마비

되었던 다리가 심하게 흔들리는 현상을 경험하게 된다. 이제까지 통계를 보면 자율진동 수련의 회를 거듭할수록 마비되었던 반쪽 팔다리가 부드러워지고 2~3개월이 경과하면 80% 이상이 정상으로 되돌아가곤 했다. 필자는 그때마다 이렇게 말한다. "낫고자 하는 당신의 의지가 마비되었던 팔, 다리를 정상으로 되돌려 놓은 것입니다. 완치는 곧 신념입니다."

자율진동법이 마비된 부분에 진동을 주어 증상을 빠르게 완화시키고, 정상적인 생활을 가능케해주는 신묘한 치료법임이 이미 많은 중풍 환자들을 통해 입증되고 있다.

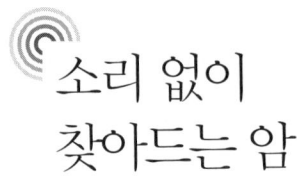

소리 없이
찾아드는 암

암 3기 시한부 인생에서 벗어나다 _위암 1

자율진동법의 치유 효과는 그 어떤 치료법보다 뛰어난 것이 사실이며 그것은 수많은 사람들을 통해 입증되고 있다. 하지만 현대의학의 견지에서 그 원리를 이해할 수 없다면 과학만능 사조에 젖은 현대인의 신뢰를 얻을 수는 없을 것이다.

다행인 것은, 반세기에 걸친 동양의학의 이론과 자율진동의 사례들이 자율진동의 효능을 뒷받침하는 이론적 근거가 되고 있으며 그에 대한 사람들의 관심도 높아지고 있다는 것이다.

특히, 자율진동법을 시술한 암 환자들의 쾌유와 실증을 접하면 자율진동의 놀라운 의학적 효과를 재확인할 수 있을 것이다.

암은 종류도 무수히 많고 치사율 또한 높은 난치병이다. 현대의학에 의한 치료법으로는 쉽게 낫지 않으며, 심지어는 시한부 인생으로 진단되어 지레 생명을 포기하는 사람들도 있다. 그러나 현대의학이 사형선고를 내린 사람들 중 다수가 자율진동으로 좋은 효과를 본 예가 있다면 어떻게 설명할 수 있을까.

물론 자율진동으로 각종 암 환자가 모두 치유되는 것은 아니다. 다만, 필자를 찾아와 자율진동을 배워 열심히 수련한 사람들 중 기적같이 스스로를 치유한 환자들이 적지 않은 것은 사실이다.

위암 환자였던 35세의 한중근 씨는 부산 A병원에서 위암 3기 진단을 받고 치료를 받았다. 그러나 아무런 효과가 없어 죽을 날만을 기다리던 중 자율진동법에 대한 이야기를 듣고 필자를 찾아왔다. 당시 그는 제대로 걷지도 못할 정도로 앙상하게 뼈만 남은 상태였다. 그러나 필자는 그에게 병이 나을 수 있다는 자신감과 신념을 갖게 한 후 자율진동법을 지도했다. 결과는 생각보다 좋았다.

통증과 현기증으로 걸음조차 제대로 걷지 못하던 그는 기적을 이루듯 빠르게 치유되어 체중이 5kg이나 늘어났으며 그 후로는 더욱 빨리 건강을 되찾아가고 있다.

진동 보름 만에 뱃속근종 쏟아내다 _위암 2

몇 년 전, 어느 종합병원의 보고서에서, 병원을 찾는 환자의 약 1/3이 소화기 계통의 환자였다는 통계를 읽은 적이 있다.

소화기 계통의 질병을 들자면, 작게는 소화불량에서부터 위 무력증, 위 십이지장궤양, 위암, 식도암 등등 헤아릴 수 없이 다양하다. 하지만 병의 원인이 일상생활이나 사회 환경 요인, 연령과 체질적 요인 등으로 병의 종류에 비해 매우 간략함은 우리에게 시사하는 바가 크다.

경기도 부천에 사는 정예순 할머니는 약 3년 전 어떤 잡지의 기사에서 읽었다며 며느리의 손을 잡고 필자를 찾아왔다. 잔주름이 가득한 얼굴엔 때이른 검버섯이 피었고, 퀭 하니 들어간 눈동자엔 평범치 않은 삶의 애환이 붉게 물들어 있었다. 뿐만이 아니었다. 첫눈에 보기에도 예사 병이 아니구나 하는 예감이 들 정도로 병색이 완연한 얼굴을 보자 안타까운 마음이 앞섰다.

며느리의 얘기는 이랬다.

"우리 어머니가 소화도 잘 못 시키시고 음식도 잘 드시지 못한 지가 꽤 오래 되었어요. 그래서 동네 병원에 갔더니 빨리 종합병원을 찾아가라는 거예요. 그래서 종합병원에서 검사를 받았더니 위암이라는 진단이 나왔어요. 더구나 상당히 진행된 경우라서 빨리 수술을 받으라고 하는데 어머님이 절대 수술은 받지 않으시겠다고 고집을 부리시며 총재님 얘길 하시기에 한 가닥 희망을 갖고 찾아왔습니다."

필자는 먼저 손으로 할머니 배를 만져보았다. 만지는 것만으로도 복부에 크고 단단한 근종이 느껴졌다. 필자는 우선 할머니께 이곳을 거쳐 간 많은 분들의 얘기를 전해드리며 마음을 편하게 해드렸다. 그러고는 자율진동으로 깊은 파장을 넣어주는 지도를 시작했다.

그러길 20여 분! 할머니는 환한 얼굴로 말씀하셨다.

"세상에! 그렇게 아프던 것이 싹 가시고 가슴이 이렇게 시원할 수가 없네그려."

병색이 완연하던 할머니의 얼굴에 기쁨이 번졌다. 이제 이틀 정도 더 타율진동을 시행한 후 사흘째부터 자율진동으로 바꾸기로 했다. 그런데 꼭 낫겠다는 할머니의 신념이 강했던지 자율진동을 유도한 지 5분께부터 일기 시작한 진동은 손가락에서 손을 거쳐 목으로 어깨로 퍼져가더니 복부를 중심으로 파도처럼 진동하기 시작했다.

자율진동에는 우직하고 순수한 확신이 필요하다. 그런 확신이 클수록 기적을 연출할 수 있는 것이다. 자율진동법을 계속한 지 보름 정도되자 그 기적은 현실로 나타났다. 할머니가 집에서 아침 용변을 볼 때무언가 묵직한 액체가 쏟아지는 듯한 기분이 들었으며 불룩했던 배가 홀쭉해졌는데 그렇게 기분이 상쾌할 수가 없다고 했다. 필자가 복부를 만져보았더니 정말로 처음엔 불룩하게 만져지던 근종이 전혀 만져지지 않았다. 할머니는 끝내 기적을 이룬 것이었다.

핏덩이를 쏟아낸 남자 _간암

2002년 6월경 얼굴이 새까맣고 덩치가 아담한 40대 초반의 남자가 자율진동 협회를 찾아왔다. 그는 자신이 거제도에서 합기도장과 요가 도장을 경영하고 있으며, 부산 G병원에서 간암 수술을 받았다고 소개했다.

수술을 받았지만 암은 계속 진행되었고, 그에 대한 병원의 소견은 간암이 중기 이상의 상태가 되어 2차 수술을 해야 한다는 것이었다. 그러자 그는 병원에 대한 믿음을 버리고 자연요법을 택했다.

요가 지도자였던 그는, 신의학이니 기수련이니 하는 수많은 곳을 다녀 보았으나 별다른 효과를 보지 못했다. 오히려 무리한 치료로 심신마저 지친 상태였고, 더 이상 어떻게 해야 할지 모르는 막다른 골목에서 자율진동법을 만나게 된 것이었다.

마침 센터에는 미국에서 수련법을 전수 받고자 방문한 회원들이 있었는데, 그의 사정을 들은 필자는 그를 수련생들과 함께 10일간의 프로그램에 참여토록 하였다.

암과 같은 난치병 환자의 경우 자율진동이 시작되면 엄청난 반응을 보인다. 그리고 그런 면에서 그 역시 예외는 아니었다.

그는 1차 자율진동 수련에서부터 엄청난 고함을 지르며 온몸이 전기에 감전된 듯한 움직임을 보였다. 그것은 매우 희망적인 반응이었다. 왜냐하면, 앞서도 말했듯이 그런 반응은 자가치유에 대한 환자의 확신이 온몸에 실려 나타나는 반응이기에 그것의 강도가 클수록 치유효과도 크기 때문이다.

그는 그 프로그램에 참여한 누구보다 빠른 진동 반응을 보였다.

1, 2차 수련에서는 떨고 구르는 등의 동작을 반복하였는데, 그것은 몸의 균형을 잡고 기를 순환시키는 동작이었다. 그런데 3차 수련에서는 특이하게도 온몸을 말고 뒤트는 동작을 하면서 매우 우렁찬 소리로 "우"하는 고함을 지르고 격렬한 소리를 내며 울음을 터뜨리는 것이었다.

그러더니 갑자기 화장실로 달려가 붉은 핏덩이를 토해냈다.

10일째 되던 날 마지막 수련을 마쳤을 때, 그는 얼굴 가득 새까맣게 앉아 있던 기미가 모두 벗겨진 깨끗한 얼굴에 불그레한 생기를 띠며 소감을 말했다.

"간암 판정을 받은 후 3년간 저는 제대로 웃어본 적이 없었습니다. 그러나 자율진동 수련을 하면서 잃었던 웃음을 되찾았습니다. 저는 간암을 치유했다고 확신합니다."

자기 확신에 찬 수련 동안, 자율진동 치유의 오묘한 특성을 보여주었던 그 요가 선생은, 또 이런 말도 했다.

"저는 활법, 카이로 프랙틱, 스포츠 마사지, 합기도, 요가 등을 통해 어떤 병이라도 치유시킬 수 있는 능력을 지녔다고 스스로 믿고 있었습니다. 그러나 간암에 대항하여 자율진동 수련을 하는 동안, 미처 몰랐던 제 능력의 한계를 깨달았으며 모든 질병은 마음과 육체가 동시에 치유되어야 낫는다는 중요한 교훈을 얻었습니다."

건강한 몸을 되찾아 고향으로 돌아간 후 그는 자신의 도장에서 합기도와 요가를 지도하고 있다는 소식을 가끔씩 전해왔다.

계속되는 수술과 항암 치료로 더욱 쇠약해졌거나 목숨을 잃었을지도 모를 그가, 건강을 되찾아 타인의 건강 수련을 지도하고 있다니 자율진동의 효험은 정말 기적과 같다.

어느 스님의 되찾은 염불소리 _후두암

이번에 소개할 사례는 일반인이 아닌 성직자로서 후두암에 걸린 스님의 이야기다. 40대 중반의 나이로 체격이 건장한 그 스님은, 어쩌다가 후두암 판정을 받고 수술을 받았는데 수술 이후 목소리를 잃게 되어 필자를 찾아왔다.

그는 말했다.

"어려서부터 운동을 즐겨 하고 산중에서 생활하다보니 건강에 대해서는 어느 누구보다도 자신했지요. 충주 부근에 암자를 얻어 포교 활동을 하던 중 계속적인 기도와 염불 그리고 강론 등으로 과로를 하면서 조금씩 목에 통증을 느끼기 시작했는데 잠시 아프다가 괜찮아지곤 해서 그저 피로해서 그런가보다 했습니다. 그런데 어느 날 참을 수 없는 통증이 밀려오는 거에요. 그래서 병원에 가보니 후두암이라는 진단이 내려졌지요."

그는 병원의 권유로 서둘러 수술을 받았고 이후 안정을 취하면서 목의 통증은 사라진 듯했다. 그러나 알고 보니 아예 목소리를 잃어버려 말을 할 수 없는 벙어리가 되고 만 것이었다.

염불도 하고 포교 활동도 해야 하는 그가 목소리를 잃고 침묵으로 일관된 수도를 해야 한다는 현실은 그를 막다른 골목으로 몰아넣는 것과 다를 바가 없었다.

스님은 지푸라기라도 잡고 싶은 심정으로 치유법을 찾아 헤매다 결국 필자가 쓴 책을 접하게 되었고, 그 길로 협회를 찾아왔다 필자는 당시 후두암 수술을 하고 났는데 왜 목소리가 사라진 것인지, 수술이 잘된 것인지 잘못된 것인지 의학적인 면에 대한 확실한 정보를 갖고 있지 않았다. 단지 스님의 간절한 눈빛과 자율진동에 대한 확신 때문에 스님에게 목소리를 되찾게 해주겠다는 약속을 하고 만 것이었다.

필자는 바로 자율진동을 지도하기 시작했다. 그러자 입 모양만 벙긋 벙긋 하던 스님의 입에서 조금씩 소리가 흘러나오기 시작했다. 처음에는 신음소리처럼 작은 소리에 불과했지만 시간이 흐르면서 점점 큰 소리를 내뿜는 것이었다. 단 한 번만에 그것도 2~30분 정도의 시간 동안에 사라졌던 목소리를 되찾게 되자 스님은 역시 성직자답게 부처님의 은덕으로 목소리를 찾게 되었다며 기뻐했다.

그 후 스님은 1개월간 필자의 지도 하에 자율진동 수련에 몰입하여 목소리는 물론, 그간 불편했던 위와 간, 그리고 대장의 기능까지 치유하여 지금은 전보다 더욱 건강해진 몸으로 포교 활동에 힘쓰고 있다.

또한 자율진동법의 지도 방법을 전수 받아 자율진동 수련의 지도자로도 활약하고 있는데, 특히 청소년들에게 자율진동을 적극적으로 지도하고 있다. 이를 통해 그들의 스트레스 해소, 인성 개발, 학습 능력 증진, 성장 등 다양한 효과를 체험하게 하고 있는 것이다.

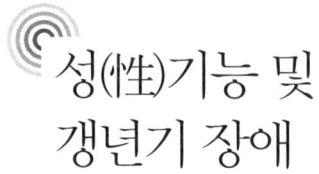

성(性)기능 및
갱년기 장애

중년에 다시 고개든 남성 _정력 강화

대한민국 성인 남성들 중, 수 년 전 미국에서 개발되어 '남성의 희소식'으로 불리며 불법 밀거래까지 조장했던 '비아그라'라는 약물을 모르는 이는 아마 없을 것이다.

각종 언론과 사람들의 입에서 입으로 그 약물의 영험함(?)이 알려지자, 지푸라기라도 잡고 싶어 하던 4~50대 중·장년 남성들은 물론, 대부분의 남성들은 그 약물의 마력에 폭발적인 관심을 보였다. 그러나 비아그라가 제아무리 훌륭하다 한들, 약물에 불과하기에 과다 복용 및 남용으로 인한 부작용 사태를 비껴가지는 못했다.

결과야 어찌되었든 비아그라가 사회적으로 엄청난 파장을 가져온 것이 사실이고 보면, 이 사회에 약물의 힘을 빌어서라도 남성의 위력을 과시하고 싶은 남성들이 얼마나 많은지를 짐작할 수 있다. 반대로 그러한 현상을 역으로 생각하면 남성으로서 스스로 떳떳치 못해 고개 숙인 남자들 또한 얼마나 많은가도 한번쯤 짚어볼 일이다.

필자가 자율진동을 지도하면서 자신 있게 내세운 것 중 하나가 바로 고개 숙인 남성에게 힘을 주는 것이다. 사실 알고 보면 자율진동은 단한 번의 수련으로 남성의 정력을 강화시킨다. 더구나 비아그라처럼 약물로 인한 부작용이 전혀 없으니 실로 놀랍고 확실한 정력제라고 할 수 있다.

이제까지 스트레스와 일상에 지친 몸을 이끌고 협회를 찾아와 자율진동 수련을 통해 젊음을 되찾고 돌아간 사람이 수천 명에 달한다. 대기업 회장, 신문기자, 방송인 등 이름만 대면 누구나 알 수 있는 사람들에서부터 하반신 장애를 가진 남성, 성 기능의 문제 때문에 이혼까지 당한 남성 등 다양한 사연을 지닌 다양한 사람들이 협회를 다녀갔다.

건설회사를 경영하는 육군 소장 출신인 56세의 김영식 씨 역시 자신의 고개 숙인 남성에 고민하다가 협회를 찾은 사람 중의 하나다. 그의 발기부전은 미모의 연예인과 외도를 했다가 부인에게 발각되어 잠자리를 거부당한 데서부터 시작됐다. 그는 좋다는 약은 다 먹고 별의별 노력을 다 해보았지만 아무런 효과를 얻지 못하자 필자를 찾아온 것이었다.

필자는 3일간의 1단계 전신 자율진동과 복부 진동을 지도하고 전체적인 균형을 맞춘 뒤 자율진동의 진수라 할 수 있는 3단계 부분진동을 지도하였다. 진동에 들어간 지 10분 정도 지나자 수련자의 입에서 격정

성(性)기능 및 갱년기 장애 **191**

적인 신음이 터져 나왔다. 자율진동으로 인해 그는 육십이 다되어가는 나이에 본인의 의지대로 성을 다스릴 수 있게 된 것이다.

자신을 사랑하고 돌보는 마음으로 _불감증

시대가 바뀌면서 성은 여성들에게 더 이상 금기의 대상이 아닌 것이 되었다. 이젠 여성들도 당당하게 성을 즐기며 상대 남성과 동등한 입장에서 솔직하게 반응한다. 그러나 이러한 세태에도 불구하고 아직도 성에 대해 당당하지 못한 여성들을 보면 안타깝기 그지없다.

약물이나 기타 등등의 요법 등 온갖 방법을 다 써서 성을 즐기는 남성들에 비해 평생 단 한 번도 성의 쾌락을 느끼지 못한 채, 주부로서 엄마로서의 짐만을 어깨에 짊어진 채 살아가는 여성들이 너무도 많은 것이 현실이다. 그런 여성들에게 필자는 이렇게 외친다. "여성들이여! 지금 당장 어디엔가 꽁꽁 숨겨둔 그대들의 성을 찾아내 문제를 해결하고 나아가 즐거움을 느껴보라. 그것이 자신을 사랑하고 돌보는 일임을 속히 깨닫기 바란다." 하고 말이다.

42세의 최영숙 씨는 한 가정의 주부로서 책임을 다하며 제법 안정된 생활을 하고 있는 중년 여성이었다. 스물넷의 나이에 지금의 남편과 결혼한 그는 이제껏 별다른 풍파 없이 살아왔지만 다만 한 가지, 침실에서의 부부관계가 어떤 것인지를 모르는 것이 문제라면 문제였다. 소설이나 영화 같은 데서 묘사되는 남녀의 정사가 왜 그렇게 격정적인지 이해할 수 없었고, 때로는 남편과의 관계에도 다들 그렇게 사나보다 하고 응했을 뿐, 즐겁기는커녕 귀찮고 고통스럽기만 했다. 그런데 문제는 그토록 성실하던 남편마저도 자신을 멀리하기 시작했다는 것이다.

다시 말해 최영숙 씨는 성적 불감증을 앓고 있었던 것인데, 이미 숱하게 설명했지만 자율진동의 위력은 전신으로 진행되던 진동이 나중에는 자신에게 이상이 있는 부위에서 진동을 계속하며 질병을 치유하는 데 있다. 그러므로 최영숙 씨의 불감증 역시 자율진동 수련을 통해 극복될 수 있는 병이었다. 자율진동이 시작되면 해당 부위에 진동이 계속되어 마치 성 행위를 하고 있는 듯한 황홀경에 빠져 들어 '느낌'을 즐길 수 있게 된다.

결국 자신의 의지와 신념으로 자율진동에 임한 최영숙 씨는 자율진동만으로도 황홀한 경험을 했으며 그 후 남편과의 잠자리에서도 여성으로서 마땅히 누려야 할 성적 쾌감을 얻고 능동적인 성 생활을 해 나가고 있다. 자신의 삶을 돌보는 것은 당당한 자신을 가꾸는 일이다.

초조감 사라지고 심리적 안정 찾아 _음위증

남녀간 원만한 성관계는 최상의 행복 중 하나다. 그러나 몸이 마음처럼 따라주지 않아 남모르는 고민을 안고 사는 남성들도 허다하다. 이것을 음위증이라고 하는데 그 원인으로는 크게 세 가지가 있다.

첫째는 심리적 원인이다. 침실에서 자신의 성적 능력에 대한 불안감이나 열등감을 가졌거나 상대방에게 만족을 주어야겠다는 초조감이 지나칠 때 자칫 행위불능으로 이어지기도 한다.

두번째는 말초신경 장애다. 발기중추에서 골반신경을 거쳐 음경동맥의 자율신경에 이르는 경로에 장애가 있으면(외상이나 신경질환) 당연히 발기불능이나 조루증을 일으킨다.

세번째는 호르몬 분비장애로 인한 것인데, 노화 또는 정신적·신체적 영향으로 호르몬 분비가 감소되면 역시 성행위에 지장을 받는다.

이 밖에도 신경쇠약, 빈혈, 당뇨병, 약물중독 등에 의한 경우도 있고, 호르몬제 사용이 효과가 있기는 하지만 일시적이며 때로는 부작용의 위험이 따른다.

음위의 가장 큰 원인인 심리적 원인에 대해서는 정신요법과 자율진동을 병행하면 효과가 크다. 편안하게 긴장을 풀고서 취침 전에 자율진동으로 성기 부위에 진동을 가하면 성욕은 자연히 일어난다. 말초신경 장애는 요부와 둔부 특히 선골(仙骨)에 대한 자율진동으로 조절할 수 있다. 자율진동을 계속하면 쇠퇴했던 정력이 회복된다는 사실은 자율진동으로 능력을 되찾은 사람들을 통해 알 수 있는데, 그 실례로 몇 사람의 경우를 소개한다.

N무역상사 대표이사 김재근 씨의 경우는 3년 전부터 성욕이 떨어져 부인과 관계도 하지 못하게 되자 오랫동안 속을 끓여왔다.

김 씨는 필자를 찾아와 사정을 털어놓고 필자의 지도 아래 자율진동을 시작하게 되었다. 진동을 시작한 지 15일 만에 그는 성 능력을 완전히 되찾았다. 그 자신도 놀란 일이었다. 그로 인해 부부간의 갈등이 해소되고 예전과 같은 금슬을 자랑하며 살고 있는 것은 물론이다.

슈퍼마켓을 경영하며 30대 부인과 살고 있는 50대 최길 씨도 5년 전부터 성욕이 시들해져 항상 아내에게 미안한 생각이 들었다. 그런데 부인의 손에 이끌려 협회를 찾아와 정신요법 강의와 자율진동을 배운 뒤 두 사람은 둘만의 진한 행복감을 맛보고 있다고 한다.

자율진동으로 정신적 공포 치유 _성기능 장애 1

어느 해 가을, 단아하고 청순한 용모의 젊은 새댁이 지인의 소개로 필자를 찾아 왔다. 차 한 잔을 나누면서 오간 평범한 얘기 끝에 새댁이 털어놓은 사실은 너무나 의외의 고백이었다. 일 년 반 동안의 교제 끝에 결혼식을 올렸다는 그녀는 아직도 육체적으로 처녀라는 것이었다. 성 기능에 문제가 있는 것은 아닌데 이상하게 관계를 가질 수 없었다는 것이었다. 신혼여행 첫날 처음으로 포옹을 했을 땐 온 세상을 다 얻은 듯 싶었지만 밤늦게 침실에 들었을 때는 그냥 등을 돌리고 잠들어 버렸고 그 후로 지금껏 둘만의 의식을 치르지 못했다는 것이다.

필자는 나름대로 짐작한 바가 있어 다음에는 남편과 함께 올 것을 권유했다. 부인과 동행한 남편에게서 어렵사리 얻어들은 얘기인즉슨 이랬다. 그녀의 남편은 극심한 성교 공포증을 앓고 있는 것 같았다. 신랑은 날마다 '오늘밤은 틀림없이 아내에게 성대한 의식을 치르겠노라' 고 다짐하곤 하지만 상상하는 것만으로도 사정이 되어버리고 마는 상태였던

것이다. 막상 남편 구실을 할라치면 나름대로는 상황이 끝난 상태라 죄
스러움과 두려움밖에 생기는 게 없다는 그의 고백은 차라리 영문도 모
르고 잠들어버린 부인보다 더 심각한 상태였다.

심자일신지주(心者一身之主)라는 허준 선생의 말씀처럼 '마음이 곧
몸의 주인이라. 그 몸의 병을 마음이 지은 것이라면 그 병 또한 마음이
고칠 수 있는 것'을 그는 미처 몰랐던 것이다.

필자의 지도로 이루어진 자율진동 첫날부터 그는 자신의 의지로 자
신을 통제하는 강한 신념의 세계를 경험했고 보름 후에는 지력과 용맹
을 겸비한 맹장으로 변신하고 있었으며 감히 시도조차 못했던 사랑과
행복의 성(城)을 함락했음은 물론이다. 이듬해 초가을 무렵 필자는 그들
이 첫 아들을 순산했다는 소식을 들었다.

운기 조정 후 부분진동으로 효과 _성기능 장애 2

누군가 봄은 여성의 계절이고 가을은 남성의 계절이라고 말했다지
만, 초가을의 문턱에서 자신의 계절을 잃어버린 채 낙심과 실의에 빠져
방황하는 남성들이 적지 않음은 무슨 까닭일까?

44세의 고동재 씨는 어느 지체 높은 집안의 외동딸과 2년여의 열애
끝에 결혼에 골인했다. 넓은 아파트에 최신의 가전제품과 자가용 등 소
위 금빛 찬란한 열쇠를 몇 개씩 지참하고 시집온 신부에 비해 고동재 씨
는 박사도 의사도 법관도 아닌 모 기업의 한낱 평사원에 불과했으니 남

들이 부러워할 호사임이 분명했다.

그렇지만 그러한 호사가 곧 행복을 보장해주는 것은 아닌 모양이었다. 고동재 씨는 몇 년 후 직장을 그만두고 사업을 시작했고, 몇 년은 무던히 굴러가던 회사는 경기침체라는 거센 외풍에 일시에 무너져 내렸다. 다시 처가의 도움으로 새로운 사업을 시작했지만 2~3년을 버티지 못하고 파산하기를 몇 차례, 고동재 씨가 극도의 절망감에 빠져버린 것은 당연했다.

남편의 사업이 제대로 되지 않자 부인이 소매 걷어 부치고 나서야겠다고 결심을 하기에 이르렀다. 그리고 아이러니컬하게도 부인이 시작한 요식업은 날로 번창하여 경제적으로 다시 유복해졌다. 그러나 남편으로서 고동재 씨의 위상은 더더욱 왜소해져 갔다. 더불어 격무에 바쁜 아내의 짜증은 늘어만 가 아내가 자신에게 군림하고 있는 것 같은 자격지심까지 생기다보니, 점점 서글퍼지는 마음과 함께 고동재 씨는 매사에 자신감을 잃어갔다. 게다가 뜻하지 않은 곳에서 또 다른 불행이 똬리를 틀고 있었다.

고동재 씨가 조루 증세를 보여 2년 가까이 부부관계를 제대로 하지 못하게 된 것이다. 그의 이야기를 들은 필자는 3일 정도 자율진동을 통해 운기를 조정한 후 자율진동의 진수라 할 수 있는 부분진동법을 유도하기 시작했다. 그러자 첫날부터 막연한 기대와 함께 나름대로 강한 의지를 되살렸던 고동재 씨의 얼굴에는 극도의 환희의 표정이 넘치고 있었다. 드디어 그렇게 고대했던 고동재 씨의 남성이 되살아난 것이다.

작은 오퍼상을 경영하는 이근종 씨 역시 남몰래 고민을 간직하고 있던 차에 필자를 찾아온 회원이었다. 그는 한 번 이혼한 경력을 갖고 있었지만, 훤칠한 키에 잘 다듬어진 조각처럼 수려하고 지적인 용모의 소유자였다. 그러나 조용하고 말수가 적은 이근종 씨가 정작 털어놓은 고민은 그의 외모와는 판이한 이야기였다. 22세 때 같은 대학 후배였던 여성과의 첫 관계에서 무참히 실패한 이후로 제대로 된 성관계를 할 수 없게 된 것이었다. 다른 여성과 성관계를 하려 해도 "도대체 왜 이래?" 하고 말하던 첫 여성의 한마디가 뇌리에서 떠나질 않아 번번이 실패를 하게 됐다고 한다.

조루증세는 결혼 후에도 계속되었고, 그것이 원인이 돼 부부관계는 채 3년을 넘기지 못하고 파경을 맞게 된 것이었다. 그는 이혼 후 혼자 산 지 6년, 집안의 주선으로 다시 훌륭한 재원을 만나 결혼단계에 이르렀으나 도저히 자신이 없다고 호소했다.

그러나 필자의 지도에 따라 시작한 자율진동은 첫날부터 이근종 씨에게 강한 자신감을 주었고, 3일째 되는 날은 강한 투지와 함께 넘치는 활력을 되찾아주었다. 자기가 만들어 놓은 관념의 굴레에서 벗어나지 못했던 이근종 씨는 차츰 자율진동을 통해 신념의 마력이 가져다주는 신묘한 효과를 바탕으로 강하게 무장된 용장으로 변하기에 이르렀다.

호르몬 조화 찾아 회춘 _갱년기 장애

남녀 불문하고 40대 후반 정도가 되면 이른바 갱년기에 접어든다. 사람에 따라 조금씩 차이는 있겠지만 갱년기에 따른 신체적 변화를 느끼는 건 누구도 피할 수 없는 생리현상이다.

특히 여성은 난소 기능이 점점 쇠퇴하므로 호르몬 분비에 실조를 일으켜 육체적·정신적으로 커다란 변화를 맞는다. 체질에 따라 심계항진, 열감, 오한, 현기증, 두통, 발한, 이명, 우울증, 불면증, 초조함, 피로감, 변비, 비만증, 관절염, 요통 등 각기 다른 증상이 나타나며, 호르몬 분비가 실조되어 원만한 부부관계에 이상이 생기기도 한다.

이러한 갱년기 장애의 원인은 자율신경의 균형이 무너진 데 원인이 있으며, 자율진동법은 자율신경을 조율해 갱년기 증상을 가볍게 극복하게 해준다. 실제로 자율진동법으로 갱년기 장애를 극복한 김진애 씨의 경우가 그 대표적인 예다.

그녀는 갱년기로 인해 생리가 끝나면서 뚜렷하게 아픈 곳도 없이 고통에 시달렸다고 한다. 병원치료를 해봤지만 그때뿐이고 다시금 재발되어 고생을 하다가 협회를 찾아왔다. 그리고 그녀는 대화를 통한 정신적 치료와 자율진동법을 시작한 지 15일 만에 고통에서 벗어났다. 특히 자율진동법을 배운 뒤 생각지도 않게 호르몬 분비가 원활해져 다시금 부부관계가 원만해졌다는 얘기도 전해왔다.

이 밖에도 H건설 전무인 50세의 최영재 씨도 갱년기 장애로 잃어버린 성 기능을 회복하기 위해 자율진동법을 배운 후 20일 만에 기능을 회복하였다. 잃었던 성 기능을 되찾은 그는 매사에 자신감을 찾았을 뿐 아니라, 제2의 전성기를 맞아 활발하게 활동하고 있다.

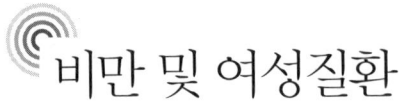

비만 및 여성질환

자율진동으로 눈에 띄는 다이어트 효과 _비만

비만은 '만병의 근원' 이다. 과다 지방으로 인해 내장 기관이 고장나고 늘어난 체중으로 인해 관절에 이상이 생기며 불만족한 몸매 때문에 정신적인 스트레스가 쌓여 우울증, 폭식증 기타 정신 관련 질환까지 불러들인다. 그러므로 비만은 무조건 치료를 해야 하며, 무엇보다 사전에 예방하는 것이 가장 중요하다.

필자가 말하는 비만은, 모델처럼 마른 몸매를 기준한 것은 아니다. 과학적으로 정리된 정상 체중, 자신의 키를 기준으로 하여 과체중일 때의 상태를 말한다.

비만의 정도가 심각한 경우, 쉽게 무기력해지며 우울증에 빠진다.

그런 중도 비만 환자는 여러 사람과 함께 운동하거나 단순한 식이요법만으로는 이미 치료가 곤란하며 대부분 고혈압과 심장병, 관절병까지 함께 갖고 있어서 치료를 위한 운동이나 식이요법 자체가 무리인 경우도 많다.

49세의 박민호 씨도 예외는 아니었다. 그는 중도 비만에 고혈압, 심장병, 관절염까지 갖출 건 다 갖춘 난치병 환자나 다름없는 모습으로 협회를 찾아왔다. 혈압이 최고 220에서 최저 180이나 되어 무조건 입원을 해야 할 상황이었으나 입원할 처지가 못 되어 협회를 찾아온 것이었다. 얼핏 보아도 거북스러울 정도의 체격을 지닌 그는 필자를 보자마자 굶기를 밥 먹 듯해도 살은 안 빠지고 여기저기 아프기만 하다고 하소연을 늘어놓기 시작했다.

필자는 두말 할 것도 없이 자율진동 지도를 시작했다. 일단 살이 찐 사람은 대부분 기가 약해 외부 자극이나 자율진동에 쉽게 지친다. 그래서 타율진동으로 기를 넣고 몸을 풀어준 후 서서히 자율진동 수련으로 들어갔다. 그러기를 약 5분, 박민호 씨의 복부와 전신에 진동이 오기 시작하더니 급기야는 파도처럼 복부가 출렁거렸다.

앞에서 얘기했듯이, 자율진동은 유산소 운동과 같아서 진동 시간 동안 에너지를 소비하게 되어 다이어트 효과를 가져온다. 그렇게 매일 20분씩 10일간 수련했더니 혈압이 정상으로 떨어졌고 한 달 후에는 8kg 정도 체중이 감량되었다.

박민호 씨는 자율진동을 하는 동안 땀을 좀 흘리긴 하였지만 숨이 차거나 힘들어하지는 않았고, 살이 빠진 자신의 모습을 신기한 듯 바라보며 집에서도 꾸준히 수련을 해야겠다는 말을 남기고 돌아섰다.

이렇듯 자율진동은 어긋난 신체의 균형을 바로 잡아준다. 자세가 잘못되어 있으면 자세를 바로 잡아주고 과잉된 체중을 빼주어 균형을 잡아주는 것이다.

소금물 한 컵과 자율진동으로 묵직했던 배가 가볍게 _변비

배변은 매일 한 번씩 있는 것이 정상인데 며칠씩이나 없을 뿐더러 변이 굳어 있는 것을 변비라 한다.

변비는 장의 긴장과 활동이 저하되었을 때, 정신적인 긴장 상태가 계속될 때, 대장이 늘어났거나 배변반사가 습관적으로 억제되었을 때 일어나며 특히 여성에게 많아 미용의 적이며 공포의 대상으로 여겨진다. 나이를 보면 20대에서 40대 여자들이 많이 겪고 있다.

변비가 계속되면 장 안에 이상발효가 일어나고 가스 때문에 헛배가 부르며 두통, 요통, 신경통의 원인이 되기도 한다. 다행인 것은, 자율진동법이 변비에 무척 효과적이라는 것이다. 자율진동은 장의 기능을 활성화시켜주며 동시에 장의 기능을 회복시켜 습관적 변비를 치료해준다.

소금을 조금 탄 물을 한 컵 마신 후 배꼽 아랫부분으로 자율진동을 계속하면 자연스럽게 화장실로 가고 싶어진다. 이렇게 매일같이 아침 식전에 의무적으로 자율진동을 계속하면 틀림없이 시원하게 변을 볼 수 있게 되고 기분이 상쾌해져 건강한 나날을 보낼 수 있다.

변비에 걸려 고생하는 사람들을 보면 대부분 약국에서 변비약을 사먹는 등 대증요법으로 해결하지만, 본질적으로 장의 기능이 회복되지 않으면 변비는 재발하는 경우가 많다.

그러나 자율진동법을 배우면 변비가 씻은 듯이 사라져 상쾌한 아침을 맞을 수 있게 된다.

서울 봉천동에 사는 25세의 추미진 양은 변비가 심해져 병원에 입원까지 했었다. 항상 속이 거북해 매사에 의욕을 잃을 정도였고 2~3일씩 볼일을 보지 못하거나 겨우 보게 되어도 1시간 이상 걸려 산모가 아이 낳는 것보다 힘들 정도였다. 자연 항문이 찢어지기가 예사였는데 결국은 이로 인해 치질까지 생겨서 고생이 심했다. 그런데 자율진동을 배우기 시작하면서, 10일 만에 시원하게 볼일을 보게 돼 살맛이 난다고 했다. 추미진 양 외에도 자율진동을 통해 말 못할 고민을 해결한 사례는 숱하게 많다.

딱딱한 유방이 말랑말랑하게 _유방암

여자라면 누구나 상상해 보았을 것이다.

"만약 내가 유방암에 걸린다면…."

그리곤 끔찍하여 눈을 질끈 감고 도리질을 쳤을 것이다. 그러나 유방암은 생각보다 쉽게 발병하며, 자궁암과 더불어 흔한 질병이 된 지 오래다.

요즘은 두 살짜리 어린 아기, 아니, 남성에게도 유방암이라는 것이 생겨나고 있다. 남자도 더 이상 유방암의 안전지대가 아닌 것이다.

그런데 여자에게 '유방'이란 어떤 의미인가!

우선 아기를 낳아 기르는 데 꼭 필요하고, 모성애의 상징이 되기도 하며, 몸의 아름다움을 대표하는 부분 아닌가. 유방 없는 여성의 몸을 상상한다는 건 남녀 모두에게 참으로 괴로운 일일 것이다. 그런 유방을 통째로 도려내야 하는 유방암은 그래서 너무도 무서운 병이다.

결혼 후 캐나다로 이민 간 후 상당한 부를 축적한 최경숙 씨는 3년 전 유방암이라는 진단을 받음과 동시에 수술을 권유받았다. 그러나 그녀는, 자신의 유방을 도려내는 데 동의할 수 없었다. 그래서 기 치료, 자연 요법 등 세상에 좋다는 치료는 다 해보았으나 늘 처음에는 좀 좋아지는 듯하다가 다시 악화되는 상태가 반복되었다.

결국 그녀는 필자를 찾아왔다. 처음 만났을 때 그녀는 거의 암 전문가 수준이었다. 그만큼 자신의 병을 잘 파악하고 있었다는 말이다. 그녀의 말로는 대한민국에서 이름깨나 날리는 기공사를 만나보았으나, 가슴에 손을 대어보더니 너무 늦어서 치유가 곤란하다는 말만 하고 돌아섰다는 것이다.

필자는 그녀의 가슴에 손을 대보았다. 가슴에 멍울이 많이 져 있고 유두가 함몰되어가는, 좋지 않은 상태였다. 필자는 그녀를 똑바로 바라보며 이렇게 말했다.

"나는 35년간 자율진동 수련을 해오면서 단 한 번도 치유가 불가능하다고 생각해본 적이 없는 사람이에요. 그러니 별 것 아닌 것 같고 너무

호들갑 떨지 마세요."

그렇게 핀잔 아닌 핀잔을 주고 필자는 자율진동을 지도하기 시작했다. 환자 자신이 확신을 갖고 수련할 때 그 효과가 더욱 선명해지는 것이 자율진동 치유법이다. 그런 의미에서 최경숙 씨의 확신이 매우 중요했다.

1회차 자율진동에 들어가자 최경숙 씨는 두 손으로 자신의 가슴을 마구 때리며 울고불고 하는 양태를 보였는데, 나중에 물어보니 가슴이 답답해서 때리니까 시원하더라는 것이다. 1회 수련을 마치자 최경숙 씨는 필자에게 자기 유방을 만져 보라고 했다. 필자는 가슴에 손을 대보고 너무나 놀랐다. 수련에 들어가기 전에는 그렇게 많던 멍울들이 80%는 줄어든 듯 부드럽고 정상에 가까운 유방이 되어 있었던 것이다. 필자는 그녀의 손을 잡고 이렇게 말했다.

"완치될 수 있다는 희망을 갖고 자율진동 수련을 규칙적으로 해나가세요. 암과 같은 난치병의 경우, 본인 스스로 자가치유의 의지를 갖고 매일 정해진 시간에 수련에 임하면 몸 속에 들어 있는 나쁜 병증을 몰아낼 수 있습니다."

최경숙 씨는 1개월 후 필자를 다시 찾아와 2차 수련을 받았다. 그 후, 최경숙 씨의 곶감 같던 유방은 더 이상의 병든 유방이 아닌 건강한 유방이 되었다.

이처럼 빠른 치유가 가능했던 것은 최경숙 씨 본인 스스로가 치유하겠다고 강하게 다짐한 데 있다. 하루도 빠짐없이 아침마다 한 시간씩 자율진동 수련을 한 그녀는, 자신의 의지와 노력만 있다면 세상에 불가능한 일이란 없음을 직접 몸으로 체험한 몇 안 되는 사람 중의 하나가 된 것이다.

스스로 치유하고자 하지 않았다면 멍울로 가득 찬 가슴을 도려내고 항암 치료로 몸과 마음을 죽음에 이르게 했을 것이다. 기적과 같은 그녀의 승리에 박수를 보낸다.

잦은 소변과 장 질환 증세가 한번에 _만성 방광염

조금만 관심을 갖고 보면 우리 주변에 방광염을 앓고 있는 사람들이 생각보다 많음에 놀랄 것이다. 그렇게 흔한 질환이지만, 단지 생명을 위태롭게 한다거나 장기간 입원을 요하는 중병이 아니라는 인식 탓에 방광염은 병으로 대접조차 받지 못하는 실정이다. 그러기에 정작 방광염 환자들이 느껴야 하는 고통은 그런 대접에 비할 수 없이 크다.

방광염은, 소변을 억지로 참거나 변비, 임신, 방광결석 등이 있을 때 생기기 쉽다. 그럴 때면 대장균 같은 세균이 요도를 통해 들어가 염증을 일으키기 쉽기 때문이다. 또한 방광염은 서둘러 치료하지 않으면 만성으로 굳어지기 쉽다.

D무역회사에 근무하는 24세의 김미림 양은 맑고 시원한 용모에 지적인 분위기, 빈틈없는 매너로 숱한 남자 직원들에게 선망의 대상이 되어왔다. 그러나 뭇 남성들을 실속 없이 설레게 한 괘씸죄라도 작용했는지, 아니면 흔하디 흔한 스캔들 한 번 없이 철저히 자기관리를 하는 깔끔한 성격이 죄였는지, 김미림 양은 어느 날부터 야릇한 증상에 시달려야 했다.

금세 화장실에 다녀왔건만 방광 부위가 묵직하게 누르는 듯 불편히

여 또다시 화장실로 달려가는가 하면, 때때로 심한 통증이 찾아오는 것이었다.

그런 증세가 며칠 계속되자, 불안한 듯한 김미림 양의 모습은 모든 직원들에게 목격되었고, 때를 놓칠세라 김미림 양을 사모하던 뭇 남성들은 자신들의 상상을 해괴한 낭설과 망신스런 내용으로 각색해 흘리기 시작했다. 회사의 꽃이던 김미림 양의 얼굴에서 도도하던 표정이 사라지고 그녀의 자존심은 구겨질 대로 구겨졌다. 김미림 양은 비슷한 증세를 겪었다는 선배의 조언으로 약국에서 약을 지어 먹었다. 그러나 얼마간은 증세가 사라지는 듯했지만 몇 달 만에 재발되길 여러 차례, 결국 김미림 양의 방광염은 만성으로 접어들었다.

친지의 소개로 필자를 찾은 김미림 양은, 병도 병이지만 정신적인 충격이 더했던 듯 불안하고 쫓기는 듯한 표정을 감추지 못했다. 그러나 필자의 유도에 의하여 자율진동을 시작한 지 7일 후, 만성방광염의 모든 증세가 소멸되었으며 20여일 후에는 방광염의 후유증으로 발병되었던 장 질환과 변비 증세까지도 씻은 듯이 사라졌다.

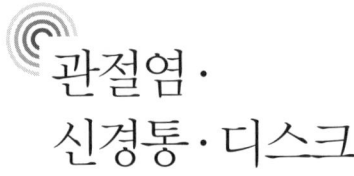

관절염·
신경통·디스크

극심한 팔다리의 통증이 씻은 듯이 _관절염

　대개의 질병은 신체의 균형이 깨지거나 조화를 이루지 못할 때 생긴다. 그 중 정신적인 영향과 함께 몸 전체에 영향을 미치는 질환으로 관절염을 꼽을 수 있다.

　관절염은 복합적인 원인과 증상을 보이는 병으로 팔 다리나 기타 관절에 염증과 함께 극심한 통증이 오는 특징을 지닌다.

　특히 급성 관절염 중에는 포도상구균, 임균 등에 의한 화농성 관절염이 있고, 만성 관절염인 결핵성, 류머티즘성, 변형성 관절염은 노화현상의 일종으로 관절과 관절낭에 변화가 일어나 생기는 것으로 염증과 두통을 동반하며 X-레이를 찍어보면 연골 가장자리에 사마귀 같은 이상한 돌출이 보이는 특징이 있다.

한창 젊었을 때는 운동을 많이 했고 주먹깨나 썼다는 51세의 노주연 씨는 부모가 물려준 재산으로 화려한 젊은 시절을 보냈다. 그러나 몇 번의 사업실패 끝에 가산을 탕진하고 5년 전부터는 시장 모퉁이에서 시계수리를 겸한 노점상을 하고 있던 차였다.

그런데 몇 달 전부터 무릎이 시큰거리고 조금만 걸어도 무릎이 붓고 아프던 것이 시간이 흐르자 극심한 통증과 함께 걷기는커녕 제대로 무릎을 접지도 못할 상태로 악화됐다. 급기야는 증상이 팔꿈치에까지 옮겨갔다. 그리고 마음속에는 젊었을 때 잘 나가던 자신이 이렇게 수족도 못 쓰고 누워 있게 된 데 대한 통한과 울분이 가득 쌓였다.

필자는 우선 온몸의 힘을 빼게 하고 가벼운 진동을 유도하기 시작했다. 자율진동을 시작한 지 30여 분, 가벼운 진동은 곧 격렬한 파장으로 손끝을 타고 온 팔에 힘찬 진동으로 이어졌다. 이어 허리를 앞뒤로 흔들며 옮겨진 진동은 다리를 쭉 뻗고 앉은 노 씨의 하체부위에까지 강한 파동을 일으키고 있었다. 그렇게 휴식도 없이 40여분 정도 진동을 계속한 후에는 서서히 자율진동을 멈추게 하고 깊은 심호흡을 세 번 시켰다.

잠시 후, 몸을 움직여 보라는 필자의 말에 따라 팔과 다리를 움직이던 노 씨가 놀란 얼굴을 했다. 굳어 있던 노 씨의 팔꿈치와 무릎이 아무 고통 없이 접히고 펴지고 하는 것이었다.

노 씨는 다시 생업에 종사하며 자율진동을 계속해 나갔다. 그러기를 한 달여 만에 노 씨의 몸은 완쾌되었다. 자율진동이 관절염에 저항해 놀라운 기적을 이룬 것이다.

지팡이를 버리고 두 발로 걸어 나간 청년 _고관절 괴사

대부분의 환자들은 병이 있다는 판정을 받음과 동시에 예기치 못했던 괴로움에 빠진다. 병 또한 판정과 동시에 확실한 정체를 드러내어 고통을 증폭시키기 때문이다. 그런 감정은 특히 권위 있는 의사가 진단했을 경우나 값비싼 기계를 사용하여 나타난 증세일 경우, 더욱 강하게 작용한다.

의사의 말은 환자들의 잠재의식 속에 곧바로 입력되어 즉시 상상의 나래를 펼치게 한다. 환자의 잠재의식에 입력된 말들은 곧바로 환자의 신념이 되며 진단한 사람 이상의 능력자나 자기 스스로 강한 부정을 하지 않고서는 그 생각을 바꾸는 것이 거의 불가능하다. 그리고 그러한 생각을 곧바로 불치병, 난치병이라는 말에 일치시킴으로써 두려움에 중독되고 나아가 치유가 불가능한 단계로까지 발전하게 되는 것이다.

그런데 그러한 공포심을 과감히 깨버리고 자가치유의 길을 택한 남성이 있어 소개하고자 한다.

외국계 회사에 근무하는 유인구 씨는 어느 날 오른쪽 고관절에 심한 통증이 느껴져 잠에서 깨어났다. 그러나 일어나서 아픈 부위를 살펴보았으나 별다른 이상을 발견할 수 없었다.

'에이, 별 거 아니겠지 뭐.'

그러나 이틀 후 통증은 더욱 악화되었다. 소염진통제를 사 먹었으나 먹었을 때만 잠시 통증이 멎을 뿐 증세는 점점 더 악화되어갔다.

결국 그는 병원에 가서 X-레이 촬영을 하게 되었고 '고관절 괴사' 라는 진단을 받았다. 그런데 이상한 건 의사의 진단이 떨어지자 유 씨는 아예 지팡이나 의족 없이는 걸을 수도 없는 상황이 되어버린 것이다.

의사는 유 씨에게 관절 수술을 권했고 유 씨는 수술을 받아들일 수 없어서 고민했다. 그러던 중 우연히 필자의 책을 읽게 되었고, 협회를 찾아오게 된 것이다. 유 씨의 다리를 살펴보던 필자는 다리 한 쪽이 3센티미터 정도 짧은 것을 발견했다. 척추가 휜데다 골반이 비틀려 있었기 때문이었는데, X-레이 상으로는 관절이 썩은 것처럼 나와 있었던 것이다.

필자는 유 씨에게 그 사실을 인식시키고 간단한 교정과 함께 자율진동을 지도하기 시작했다. 유 씨는 낫고자 하는 의지가 매우 강한 사람이었다. 그래서 자율진동의 양상이 매우 활발하게 나타났는데, 그는 누워서 다리를 비틀고 데굴데굴 구르며 무척 고통스러워하다가 수련이 끝나자 누웠던 몸을 벌떡 일으켰다. 그러더니 말했다.

"다리에 통증이 전혀 없어요. 한번 걸어 봐도 될까요?"

필자가 고개를 끄덕이자 유 씨는 착용했던 의족을 벗어던졌다. 그리고 천천히 두 다리를 번갈아가며 옮기기 시작했다. 단 한 번의 자율진동 수련을 통해 고통스럽던 병증이 사라진 그는, 후에 협회로 찾아와 스스로 만든 감사패를 전해주면서 이렇게 말했다.

"자율진동으로 제 병을 치유해주서서 감사합니다. 자율진동으로 고통에서 헤어나게는 되었지만 아직도 그 치유력에 놀랄 따름입니다. 거듭 감사드립니다."

물론 자율진동의 치유력은 신비롭고 놀랍다. 하지만 유 씨의 경우에는 반드시 병을 물리치겠다는 자신의 의지가 더욱 힘이 된 듯하다. 낫고

자 하는 신념과 자율진동이 가진 자가치유의 힘이 30대 초반의 젊은 청
년을 다시 뛸 수 있게 해준 것이다.

어깨·팔·가슴까지 심한 통증, 40분 만에 반응 _신경통

난치성 질병 중 퇴행성 변화에 기인하는 병으로 경박신경통이라는
게 있는데, 목을 중심으로 어깨, 팔 등의 통증을 수반하므로 어깨·팔
증후군이라고도 한다.

이 경박증후군의 원인은 아직 확실히 밝혀지지 않고 있으나, 경박증
후군 중에서도 반수 이상을 차지하는 경부척추 연골증은 경부추간판의
퇴행성 변화에 기인하는 병으로, 뼈나 연골이 돌출하여 척추를 압박함
으로써 손발의 운동 장애와 보행 장애 등을 일으키게 되어 사회생활에
치명적인 타격을 안겨주는 경우가 허다하다.

모 방송국의 상당한 직위에 있는 52세의 박재호 씨는 강한 추진력과
함께 빈틈없는 업무수행으로 방송국 내에서도 상당한 실력가로 인정받
는 사람이다. 그런 그에게 경박증후군이 찾아온 건 얼마 전부터의 일이
었다.

처음에는 목이 뻣뻣하게 굳어오는 듯한 통증이 시작되더니 차츰 어깨
와 팔을 따라 내려오며 손가락이 심하게 저리고 가슴 부위가 짓눌리는
듯 격심한 통증이 몰려왔다. 가끔씩 기침이나 재채기를 한다든지 몸을
앞이나 뒤로 젖히기라도 할라치면 더욱 긴박한 통증이 그를 괴롭혔다.

박재호 씨는 가슴께의 통증이 격심한 것으로 보아 혹시 협심증이 아닐까 의심했다. 그러나 병원에서 진찰을 받은 결과, 심장계통의 질환은 아닌 것으로 진단되자, 걱정을 누르고 다시 일에 몰두하려 했다. 그러나 일을 다시 시작하기도 전에 아예 서 있지도 못할 정도가 되어 급기야 자리에 눕게 되었다.

결국 대학병원에서 정밀검사를 받은 결과, 경부척추연골증에 의한 경박신경통이라는 참으로 긴 이름의 병명을 얻게 되었다. 그리하여 기나긴 병명을 훈장처럼 달고 병상에 눕게 된 박재호 씨. 그러나 그의 마음은 온통 콩밭인 회사에 가 있었으니, 의욕을 갖고 새롭게 구상중이던 프로젝트의 진행이 도저히 그를 병상에 누워 있을 수 없도록 자꾸 손짓을 하는 것이었다. 박재호 씨는 의사의 간곡한 만류에도 불구하고 병원을 뛰쳐나와 다시 일에 몰두했다. 그러나 다시 쓰러져 결국 협회에 몸을 의탁하게 되고 말았다.

필자는 한참 동안 박재호 씨와 이야기를 나눈 다음 깊은 심호흡으로 심신의 운기를 조정하게 하고 자율진동을 시작했다. 자율진동을 시작한 지 40여 분, 그렇게 무력하고 괴로웠던 그의 심신에 커다란 변화가 오고 있음이 보였다. 손끝부터 전후로 진행되던 파동은 격한 운동으로 팔과 어깨를 거쳐 온 전신에 퍼져 거대한 격류처럼 파동치기 시작한 것이다.

20여일 후 박재호 씨는 건강을 되찾았고 지금도 그가 그토록 못 잊어 하던 방송을 계속하고 있다.

과음·과로 등이 원인, 진동 후 통증 사라져 _늑간 신경통

가벼운 기침이나 하품을 하거나 깊은 숨을 들이마실라치면 찢어지는 듯한 통증으로 환자를 놀라게 하는 병이 늑간 신경통이다.

대부분 척추와 갈비뼈 사이, 즉 늑간 신경의 주향을 따라 앞가슴 아래쪽에 걸쳐 발작적으로 일어나는 격심한 통증 때문에 협심증과 늑막염으로 혼동되거나 오진되는 경우가 있는 질병으로, 당뇨병 등으로 인한 합병, 과다한 음주나 약물중독 등이 원인으로 알려져 있다. 특히 피부질환인 대상포진이 원인으로 작용하는 경우가 많기 때문에 이 병과의 상관관계를 미처 생각지 못한 환자들은 병의 요인을 착각하는 경우가 많다.

운전기사, 저술가 등의 직업군에서 이 병이 흔한 것은 직업적·환경적 요인이 이 병을 유발시킬 수 있음을 보여준다고 할 수 있다.

인생의 목표를 판사에 두고 사법고시 삼수생으로 접어든 29세의 정길호 씨는 몇몇 병원에서 치료에 실패하고 협회를 찾아왔다.

늑간 신경통으로 허리를 구부린 채 초췌하고 고통스러운 모습으로 들어선 정길호 씨의 핏발선 눈동자를 마주한 필자는 정길호 씨에게 편안한 자세로 호흡을 고르게 한 후 10여 분간 명상에 잠기게 유도했다.

허심무념(虛心無念), 텅텅 비워서 차라리 공허해진 마음자리에 희미하게 자리 잡기 시작한 자율진동의 파장은 점점 더 크게 정길호 씨의 몸 전체로 물결쳐오기 시작했다.

흥겨운 추임새처럼 들썩거리는 어깨를 거친 진동이 늑골의 환부에까지 격렬한 진동을 끝냈을 때는 이미 그를 괴롭혀 왔던 통증은 모두 사라지고 굵은 땀방울로 얼룩진 얼굴에는 믿기지 않는 듯한 환한 미소가 넘치고 있었다. 그리고 20여일 후 정길호 씨는 건강을 회복하고 구부렸던 허리를 펼 수 있었다.

진동을 통한 정신집중으로 평정 회복 _후두 신경통

때때로 목뒤에서 머리끝을 향해 격심한 발작적 통증을 수반하는 후두 신경통은 때로 목 디스크와 고혈압인가 하는 오해를 불러일으킨다. 하지만 이것은 대후두부 신경 또는 소후두부 신경이 분포되어 있는 후두부 신경통의 한 증상임을 알아야 한다.

중견 광고회사의 디자인팀 책임자로 근무하는 이세준 씨는 창의적이며 기발한 내용을 요구하는 광고주들의 요구를 채워주기 위해 늘 쫓기는 듯한 절박함 속에서 살아야 했다. 그러던 어느 날부터인가 뻣뻣해진 목과 뒷머리를 타고 오르면서 머리끝까지 치솟아오는 통증은 때때로 머리카락에 손이 닿기만 해도 깜짝깜짝 놀랄 정도의 격심한 통증으로 발전하더니 점점 심해져, 이젠 진통제도 아주 잠깐의 위로에 그치고 말 정도가 되었다. 그 해괴한 증상에 이 씨는 자신이 꼭 죽을 병이라도 걸린 듯한 두려움에 떨며 협회를 찾아왔다.

이럴 경우의 자율진동은, 부분적 병증의 완치는 물론 본질적으로 피폐해지고 지친 몸과 마음의 병까지도 사라지게 하는 신묘한 효력을 발휘한다.

편안한 자세와 심호흡으로 시작된 정신집중에서부터 자율진동에 이르기까지 첫날의 수련이 끝났을 때 이 씨의 증세는 전혀 통증을 느끼지 못할 만큼 호전되었으며, 진동 끝에 평안한 숨고르기와 휴식이 마음의 평정까지 준 듯했다.

일주일 후쯤, 예의 격렬한 자율진동을 마치고 평안한 명상에 들었던 이세준 씨가 문든 무릎을 치며 벌떡 일어섰다. 풀리지 않은 화두처럼 막혔던 아이디어가 떠올랐다는 것이다.

성급히 회사로 향하는 이 씨의 뒷모습은 희망이 넘치는 건강한 중년 남자의 당당한 모습 그 자체였다.

서지 못하고 성기능 장애까지, 20분 만에 반응 _좌골 신경통

많은 사람들은 좌골 신경통을 몸의 좌측에 생기는 신경통 정도로 알고 있다. 그러나 이는, 왼쪽을 뜻하는 좌(左)가 아니라 앉을 좌(坐)로 주로 통증이 둔부에서 다리 후면을 따라 나타나는 병이다. 대퇴부나 하퇴부에만 한정되어 나타나는 수도 있으나 대부분 심한 통증 때문에 일어설 수도 걸을 수도 없는 경우를 많이 보게 된다.

직립동물로 걸으면서 생활해야 하는 인간이 서거나 걷는 것에 불편을 느낀다면, 삶의 의욕마저 꺾이게 되는 일일 것이다. 그러기에 신경통은 꼭 물리쳐야 한다.

작은 개인회사에 근무하는 35세의 고창재 씨는 2년 전 사무실을 옮기면서 평소의 성품대로 가볍거나 무거운 것 가리지 않고 이삿짐을 옮기는 것을 도와주던 중, 허리가 삐끗했는데 간간이 찌릿찌릿한 통증이 느껴졌다. 별일이야 있겠냐는 생각에 고창재 씨는 진통제나 먹고 파스나 붙이면서 무심히 넘기며 지냈다. 그러나 그 일이 있고부터 일년쯤 지나자 통증은 더욱 격심해져 급기야는 걷거나 서지도 못하는 처지가 되었다.

고창재 씨와 같은 좌골 신경통의 경우 성기능에도 치명적 장애를 가져와 발기불능의 증상을 수반하는 것이 일반적인데, 그 증세는 고창재 씨에게도 예외 없이 나타났다.

건강하고 성실하며 특히 애처가로 소문난 고창재 씨는 평소 사랑하는 아내에게 절륜한 힘을 뽐내왔다. 그러던 그가 드러누운 지 3개월! 긴 병에 효자 없다고, 몇 달을 누워서 꼼짝 못하게 되자 고창재 씨는 곁에서 정성껏 간호해주는 아내에게 눈치가 보이기 시작했다. 그래서 여기저기에서 자료를 본 후 협회를 찾아왔다.

고창재 씨는 필자에게 자기소개를 하자마자 투박한 호남 사투리로 사정을 호소했다. 필자는 간단한 촉진 후 자율진동을 유도하기 시작했다. 다른 사람보다 조금 늦은 약 20여분 후, 고 씨의 두 손이 상하로 서서히 움직이기 시작하더니 2~3분 후에는 격렬하게 진동하며 어깨와 가슴을 거쳐 허리까지 옮겨갔다.

필자는 진동 중인 고창재 씨를 편안히 누이고 다리로까지 진동을 유도했고, 그러자 20여분 후 거대한 파도처럼 고 씨의 온몸은 출렁거리기 시작했다. 그리고 30여분 후부터는 다리를 굽혔다 폈다 하는 관절운동 현상까지 일어나기 시작했다.

그리고 20여일 정도 더 자율진동을 계속하자 고 씨의 병이 완쾌되었음은 물론 그가 볼멘소리로 걱정하던 성기능 장애 문제도 씻은 듯이 사라졌다.

뻐근했던 상체가 가뿐해진다 _사오십견

흔히 견비통은 40~50세 정도의 사람에게 나타나는 증상으로 일명 사오십견이라고도 불린다. 사오십견의 증상은, 관절 내부에는 염증이 없고 관절 주위 관절낭에 이상이 생겨 고통을 주는 병으로 정식 병명은 견관절주위염이다.

주사나 약물, 지압요법 등의 치료법이 있으나 쉽게 낫지 않으며 증세가 신경통과 비슷하여 신경통으로 혼동하기 쉬우므로 올바른 진단에 유의해야 한다.

사오십견은 맨 처음 목 윗부분에 뻐근한 증세를 보이는데, 그럴 경우 사람들은 잠잘 때 베개를 잘못 베 일시적으로 그런 줄 알고 파스 같은 것을 붙이곤 한다. 하지만 통증은 쉽게 가시지 않고 목에서 어깨, 심지어 팔까지 저리고 쑤시는 통증이 계속된다. 머리가 아프고 상체 부위가 피로에 시달리는 합병증까지 동반되는 예도 있다.

사오십견에 시달리다 자율진동으로 고통에서 벗어난 53세의 최미정 씨의 경우를 보자.

어느 날 아침, 잠에서 깨어난 최미정 씨는 전에 없이 왼쪽 어깨가 저리고 쑤시는 통증을 느꼈다. 피곤해서 그렇겠지 하고 대수롭잖게 여겼으나 통증은 점점 심해져 3일 후 한의원에서 침까지 맞았으나 통증은 멎는 듯하다 계속되곤 했다. 그렇게 3개월을 고생하다보니 아예 아픈 팔이 가늘어지는 현상까지 나타났다. 그러자 그는 주변 사람들의 조언으로 협회를 찾아오게 된 것이다.

최미정 씨는 우선 자율진동 수련을 받고 스스로 훈련을 쌓아갔다. 그러자 배운 지 5일 만에 통증이 가라앉기 시작해서 20여 일 정도에는 통증이 깨끗이 사라졌다.

K대학의 김개원 교수는 평소에 헬스와 골프 등으로 몸을 단련하며 나름대로 건강을 과시해왔다. 그런데 어느 날 갑자기 목과 어깨가 당기듯 아프기 시작하더니 팔을 돌리지도 못할 정도의 통증으로 식사 때 수저조차 들 수 없는 상황이 되었다. 더욱 괴로운 건 평소에 즐기던 골프를 칠 수 없게 된 것이다. 팔로 바닥을 집기만 해도 전신이 저려왔다.

김 교수는 병원, 한의원, 물리치료 등 다방면으로 뛰어다니며 치료요법을 써봤지만 통증은 일시적으로 사라졌다가 다시 재발해 혹시나 골수암에 걸리지 않았나 하는 공포심까지 갖게 되었다.

그러다 결국 지인의 소개로 자율진동 수련을 택한 그는, 자율진동을 배운 지 5~6일 만에 통증을 물리칠 수 있었으며 병이 재발되지도 않았다. 그는 이제 그토록 좋아하던 골프를 신나게 칠 수 있게 된 것이다.

기어왔다 걸어 나간 사람 _요통

의학적으로 허리가 아픈 증세를 요통이라고 하는데 허다하게 많은 사람들이 요통에 시달리는 걸 보면 참 흔한 병이라고 할 수 있다.

요통의 원인은 무척 다양한데 그 중 척추 질환에 의한 디스크 등은 치료가 무척 어렵다.

내장 이상, 즉 위하수증을 비롯해 간장, 비장, 심장, 부신, 비뇨기, 생식기, 자궁병으로 인한 통증 외에 당뇨병, 갱년기장애, 노이로제 등 대사 신경계와 호르몬 불균형 때문에 생겨나기도 한다. 원인이야 어찌 되었든 요통에 시달리는 환자들 대부분은 아무리 치료를 해도 일시적 효과에 그칠 뿐, 끊임없이 계속되는 통증으로 애를 태우는 경우가 많다.

철물상을 경영해온 47세 이창식 씨의 예를 보자. 원래 그는 전기 기사였다. 어느 날, 전봇대에 올라가 변압기를 달다가 허리가 삐끗했는데 그것이 허리신경통으로 발전해 고생을 해온 지가 벌써 4년째였다.

그는 4년 동안, 온갖 치료를 받았지만 아무 소용이 없었고, 협회를 찾았을 때는 스스로 걷지도 못해 가족의 등에 업혀 올 지경이었다.

필자는 이 씨를 받듯이 눕혀 놓고 잠시 척추교정을 해준 후 자율진동을 유도했다. 쉬었다 진동하기를 2시간. 그는 그날 제 발로 걸어서 집으로 돌아갔다.

이 씨는 신기한 듯 자율진동법에 매료돼 매일같이 찾아와 1시간 이상씩 자율진동을 했고, 20일 만에 요통은 완전히 사라졌다.

아기를 낳고 산후 조리를 제대로 못해 허리 신경통으로 고생하던 36

세의 현순애 씨 역시 자율진동으로 요통을 치유한 케이스다. 현 씨는 임신 중 복대를 하고 생활하다 아기를 낳고도 얼마간 복대를 하고 다녔는데, 어느 날 갑자기 허리가 끊어져 나가는 듯 통증이 왔다고 했다.

현 씨 역시 필자를 찾아왔을 때 엉금엉금 기어오다시피 했다. 그러나 필자의 유도에 의해 자율진동을 시작하자 점차 통증이 사라졌으며, 20여 일째에 이르자 환자 스스로도 신기해하듯이 완전히 요통이 사라졌다.

서지도 못하는 중증, 한 달 만에 완쾌 _허리 디스크

이 세상에 질병이라고 이름 지어진 수많은 병들 중에서 가장 고통스러운 것이 무어냐고 묻는다면 아마 대부분의 사람들은 암이라고 대답할지도 모르겠다. 그러나 암보다 더 무서운 병이 있다. 그것은, 겉으로는 멀쩡해 보이지만 환자 자신은 극심한 통증으로 남몰래 고통 받아야 하는 병, 바로 허리 디스크일 것이다.

디스크는 평소 운동을 게을리 하던 사람이 갑자기 심한 운동을 하거나 무거운 것을 들 경우, 중년 남성들이 무리한 성생활을 하는 중에 순간적으로 허리 부위를 삐끗하면 생겨난다.

생각하기에 따라서는 아주 사소한 것 같지만 그러한 통증은 지속적으로 계속되다가 요추에 압박을 가져오고 결국에는 디스크라는 고질병이 되어버린다. 심한 경우, 고관절이 빠지거나 뒤틀리는 환자들도 없지 않다.

48세인 이정모 씨는 6개월 동안 자신의 나이와 어울리지 않는 젊은 아가씨와 사귀며 왕성함을 과시해왔다. 그러나 자신의 나이를 잊고 너무 성급했던 탓일까? 침실에서 이 씨는 갑자기 '욱!' 하는 소리를 내며 자지러지고 말았다. 그리하여 두 발로 서지도 못할 만큼 중상을 입은 이 씨는 급기야 낯선 이의 등에 업힌 채 협회를 찾게 되었다.

전에도 종종 그런 일을 목격했던 필자는, 우선 이정모 씨를 편안히 눕힌 후 30분 정도의 타율진동으로 편안한 상태에 오르게 한 다음, 서서히 자율진동을 유도해내기 시작했다. 그러자 두 팔로부터 오기 시작한 진동은 차츰 격렬한 모습으로 전신에 퍼져나가더니 이 씨의 얼굴과 몸에는 굵은 땀방울이 돋기 시작했다.

그쯤에서 필자는 잠시 진동을 멈추게 한 후 이정모 씨에게 휴식을 취하게 하였다. 그리곤 10여분 후, 무리이긴 하지만 서서히 부분진동을 유도하기 시작하여 먼저 목 부분에 진동을 유도한 후 서서히 허리 부분으로 이동시켰다. 그러길 15분 가량, 이정모 씨에게 파장의 여진을 가다듬게 하기 위해 심호흡을 시킨 후 필자는 자신 있게 "일어나라"고 말했다.

미심쩍은 표정으로 조심스럽게 발을 모으던 이 씨는 몸을 벌떡 일으키며 놀란 표정을 감추지 못했다. 무모하고 순간적인 호기로 자칫 평생을 드러누워 살 수도 있던 이 씨는, 이번에는 심호흡이 아닌 안도의 한숨을 쉬었다.

이 씨의 병은, 그 후 한 달 정도가 지나도록 자율진동을 계속한 후 완쾌되었다. 사회생활에도 전혀 지장을 받지 않을 정도로 말이다.

어깨와 가슴에 심한 통증, 보름 만에 씻은 듯 _목 디스크

크든 작든 대부분의 질병은 생명을 위협하거나 고통을 준다. 그리고 그것은 어쩌면 너무나 당연한 일인지도 모르겠다.

그 중 목 디스크는, 생명이 위협받을 만큼 고통스럽고 운신 또한 어려워 환자에게 상당한 고통과 괴로움을 안겨주는 병이다.

젊은 시절부터 요식업을 경영해온 52세의 박재남 씨는, 상당한 재력으로 남매를 대학에 보내고 안정된 가정을 꾸리고 있는 전형적인 자수성가형 인물이었다.

그는 딸아이가 대학에 입학하면 온 가족이 함께 스키여행을 가겠다고 일찌감치 자녀들에게 약속했었다. 그래서 아들에 이어 딸이 모 대학 미술학과에 합격하자, 난생 처음 가족동반 여행으로 스키장을 다녀왔다.

눈부시도록 현란한 눈 언덕의 계곡을 내려오는 스키어들! 그들의 묘기를 감탄과 두려움의 시선으로 바라다보기만 하던 박 씨는 자녀들의 강권에 따라 간단한 초보자 교습을 끝내고 멋쟁이 아버지의 참모습을 보여주겠다는 각오로 정상에 올랐다. 그러나 마음과는 달리 몇 미터 가보지도 못하고 눈밭에 나뒹굴고 말았다.

그런데 초보자로서 당연한 귀결이었을 눈밭에서의 여파는 3~4개월이 지나면서부터 심각한 파장을 몰고 왔다.

어느 날 격심한 통증과 함께 목 부분이 뻣뻣하게 굳어지는 듯한 느낌과 함께 한 쪽으로 돌아간 목을 돌리지도 못할 정도의 난처한 상황에 빠진 박재남 씨는, 가슴께를 무겁게 짓누르는 압박감과 함께 찾아온 심한 기침, 손끝이 저릿저릿하며 어깨와 가슴까지 굳어오는 듯한 통증에 시달리다 결국 자리에 눕고 말았다.

지친 표정에 퀭하게 꺼진 눈으로 센터를 찾아온 박재남 씨를 마주한 필자는 그의 고통을 충분히 이해할 수 있다는 표정으로 그의 손을 잡았다.

우선 심호흡으로 마음을 가다듬은 뒤 손끝부터 가벼운 진동을 유도했다. 20여분 후부터 시작된 진동은 가벼운 파장으로 점점 두 팔로 이어지기 시작했고 30여분 후에는 목과 어깨 그리고 가슴까지 파도처럼 출렁이기 시작했다.

중간에 5분 정도씩 쉬게 하며 한 시간 가까이 계속했던 자율진동을 끝낸 뒤 필자는 박 씨에게 왼쪽으로 고정되어 있던 머리를 돌려보라고 말했다. 믿기지 않는 듯 조심스레 고개를 돌리던 박 씨의 표정이 놀라움으로 밝아졌다.

그 후 보름 정도 자율진동을 계속한 박재남 씨는 목 디스크를 완치하고 웃음도 되찾았다.

신경 · 근육 · 마비증상

명상과 진동으로 우울증까지 날려 보내다 _안면신경 마비

안면신경마비는 당사자는 물론 주위 사람들에게도 큰 당혹감을 안겨 주는 부담스런 병이다. 어느 날 아침, 거울 속에 비친 일그러진 얼굴, 축 처진 입술, 감겨지지 않는 눈, 도저히 자신의 얼굴이라곤 믿어지지 않은 기괴한 모습이 자신임을 깨달았을 때의 충격은 아마 겪어보지 않은 사람은 헤아리기가 어려울 것이다.

작은 사업체를 경영하던 47세의 김순덕 여사는 어느 날 아침, 한순간에 변해버린 자신의 모습에 큰 충격을 받았다. 병의 경중을 따지기 전에 몇 곳의 병원을 드나들면서도 원인을 발견하지 못하고 증세가 장기화되면서 정신적 고통은 더욱 심각해져 갔으며, 급기야는 사람을 기피하고 음식마저 거부한 채 심한 우울증과 노이로제 증상을 보였다.

결국 친지의 소개로 협회를 찾아온 김 여인을 보고 필자는 서둘러 자율진동을 유도했다. 우선 온몸에 힘을 빼게 하고 깊은 명상에 이르도록 유도한 다음, 30여분 후 가벼운 파장으로 타율진동을 시작해 점점 강한 진동으로 온몸에 파장의 흐름을 느끼게 해주었다.

2일째 되는 날은 5분 정도의 타율진동에 이어 자율진동을 유도하기 시작했다. 그러기를 10여 분. 손끝에서부터 가볍게 일기 시작한 파동은 양손에 이르자 큰 흔들림으로 바뀌었고 차츰 어깨와 가슴, 허리와 다리로 퍼지면서 격렬하면서도 섬세한 진동으로 온몸을 충만한 파동에 출렁이게 했다.

30여 분의 온몸 진동 후 20여 분 정도 쉬게 한 후, 허리께에 10분 정도 집중적인 부분진동을 유도하고 10분의 휴식 후 다시 어깨부터 시작하여 머리 쪽으로 부분진동을 유도했다. 그러자 15분여 후 김 여인의 입에서 기괴한 탄성의 소리가 터져 나왔다.

그 모습을 보며 필자는 '조금 무리겠다' 싶은 생각을 하면서도 10여 분 정도 더 부분 자율진동을 계속하게 했다. 그러자 김 여인의 온몸은 땀에 흠뻑 젖은 채 충만한 기력과 뜨거운 열기를 뿜어냈다.

초심자에게 1시간이 넘는 자율진동은 조금 무리한 일이었지만, 김 여인에게는 그 시간이 기적의 시간이며 새 삶의 문을 여는 재생의 시간이 되어주었다. 그녀를 괴롭혀왔던 마비증세가 모두 풀린 것이다. 필자는 김 여인에게 거울을 내밀었다. 그 속에는 고통의 벽을 뛰어 넘은 한 중년 여인의 해맑은 얼굴 위에 경이로운 미소가 잔잔히 피어오르고 있었다.

꿈쩍 않던 하반신이 자율진동으로 움직여 _하반신 마비

　몇 년 전 어느 병원의 수간호사라는 분이 암 진단을 받은 아버지를 고쳐달라며 필자를 찾아왔다. 병원에서 할 수 있는 거라곤 수술과 방사능 치료가 고작인데 그건 너무나 고통스러운 과정이어서 수술 없이 치료할 수 있는 법이 없을까 하여 찾아왔다는 것이다.

　필자는 그녀의 아버지를 관찰한 후 며칠 뒤 다시 방문토록 하였다. 그런데 며칠 뒤 그녀는 암 환자인 아버지를 모시지 않고 혼자 찾아온 게 아닌가!

　그녀는 방에 들어오자마자 눈물을 흘리기 시작했다. 필자는 아버지가 더 위독해지셨거나 별세한 것이 아닌가 하여 걱정을 하고 있었는데, 그녀의 입에서 나온 말은 뜻밖이었다.

　그녀의 얘기인즉, 아버지와 센터에 다녀간 후 영동의 어느 병원에 입원시켜 드렸는데 그 사이 군에서 의장대장을 맡고 있던 건장한 동생이 술을 먹고 언덕에서 굴러 치명적인 척추 손상을 입고 하반신 마비가 되었다는 것이다. 회복 가능성은 1%도 없다는 절망적인 선고를 받았다고 한다. 그녀는 남동생이 이제 결혼한 지 3개월밖에 되지 않았다며 평생 하반신 마비로 살아야 한다면 젊은 올케는 친정으로 되돌려 보낼 수밖에 없다고 울먹였다.

　그녀의 딱한 사정을 들은 필자는 한 발짝도 거동할 수 없는 환자를 찾아 직접 병원으로 방문해 환자의 상태를 살펴보기로 하였다.

　간호사의 말대로 키도 크고 아주 잘생긴 청년이 하반신이 마비된 채

꼼짝 못하고 병상에 누워 있었다. 필자를 보자, 가족들은 청년을 살려달라며 울며불며 애원했다.

필자는 병원의 많은 사람들 앞에서 어떻게 할 수가 없어서 일단 몇 군데 지압을 해준 후 연초 휴가 때 환자를 직접 데려 오도록 당부했다. 새해, 정말로 장정 다섯 명이 동원되어 환자를 둘러매고 협회를 찾아왔다.

필자는 간호사의 호소도 호소려니와 결혼한 지 몇 달도 안 된 환자와 젊은 신부가 너무도 안쓰러워 어떻게든 고쳐주어야겠다는 일념으로 자율진동을 유도하기 시작했다.

자율진동을 시작하자 마비되었던 청년의 하체가 조금씩 움직이며 점차 호전반응을 보였다. 필자는 그의 다리가 움직이는 것을 확인하곤 부부관계도 가능하게 되었으니 시도해보도록 권유하였다.

자율진동법을 시작한 후 한 달 만에 그 환자는 도저히 불가능하다고 믿었던 부부관계의 쾌거(?)를 이루었다. 1%의 가능성도 없다는 병원에서는 기적이 일어났다고 난리법석이었고 모든 환자들이 환호성을 질렀다. 그 뒤 그는 군 병원으로 이송되어 병원치료와 자율진동법을 병행했고, 결국 하반신 마비에서 벗어났고, 예쁜 딸까지 얻게 되었다.

쓰지 못하던 오른발로 뜀뛰기 40번 _근육신경 마비

이번에는 중국 교포 청년의 사례다. 그 청년은 지난 2000년 한국에 와서 노동을 하던 중 오른쪽 다리에 골절상을 입어 근육과 신경이 마비되어 오른발을 전혀 쓰지 못하게 되었다.

그는 수봉재활원의 김동극 원장이 쓴 책에 인용된 자율진동법에 대한 소개를 읽고 수소문 끝에 필자를 찾아왔다. 그는 불법체류자였기 때문에 국내에서 산재 등 보험 혜택은커녕 물리치료조차 제대로 받지 못한 채 수술후유증으로 고통을 겪으면서, 암 환자들을 위한 호스피스 생활을 하며 근근이 살고 있었다.

그의 이야기를 들은 필자는 한국에 와서 고생만 하다가 불구의 몸이 된 그가 몹시 가여웠다. 그래서 그의 회복에 최선을 다하기로 마음먹고 자율진동 유도를 시작했다. 그런데 놀라운 일이 일어났다. 근육과 신경 마비로 인해 오른발로는 한 번도 뛰어보지 못했던 그가 자율진동 하루 만에 그 자리에서 40회를 뛰고 다음 날에는 무려 58번을 뛰는 기적을 보인 것이다.

그날 함께 자율진동운동에 참가했던 사람들은 중국 교포 청년이 하루 만에 보인 기적 같은 결과에 놀라워하며 다 함께 그의 쾌유를 축하해 주었다. 청년은 훨씬 나아진 몸으로 암 환자를 위한 요양시설로 돌아갔고, 시간을 내어 열심히 자율운동 수련을 하며 자신의 몸을 돌보는 한편 고통 받는 암 환자들을 보살피며 살아가고 있다.

진동으로 신경 되살려 _척추성 소아마비

뇌성과 척추성 두 가지로 나누어지는 소아마비는 발병의 원인이 서로 다르므로 확실히 구분해야 한다. 그러나 우리나라에서 보통 소아마비라고 부르는 것은 척추성인 경우가 대부분이므로 여기서는 척추성 소아마비에 대해 기술하기로 하겠다.

척추성 소아마비는 바이러스성 전염병으로 지체에는 마비가 일어나지만 지능에는 이상이 일어나지 않는다. 어찌 보면 다행이기도 하다. 그런데 그 병에 걸렸다고 꼭 지체에 마비가 오는 것은 아니다. 원래 이 병을 앓고 나면 마비 없이 면역만 생기지만 바이러스가 척추의 회백질을 침해할 경우, 뇌는 감기 비슷한 증상을 전신에 전달하고 3~5일 정도 후 열이 내림과 동시에 한 쪽 다리나 한 쪽 팔, 또는 양쪽 팔이나 양쪽 다리를 마비시킨다.

그러면, 이러한 마비 증세를 자율진동으로 치료할 수는 없을까? 물론 있다.

지체가 마비된 후 근육의 위축이 시작되기까지는 2~3주일이라는 시간이 걸린다. 그러므로 일단 급성기만 지나면 근육의 마비에 대한 자율진동을 실시하여 부동위축과 관절의 변형을 예방함과 동시에 혈액순환과 반사기능을 자극해 효험을 볼 수 있다.

다만 주의할 점은, 환자들 대부분이 허약한 체질로서 신경과민에 영양장애까지 겹쳐 있으므로 치료가 지나쳐 피로감을 주는 일이 없도록 해야 한다는 점이다.

자율진동법은 환자 스스로 기를 살려서 마비된 부위의 신경을 되살리는 데 가장 바람직한 치료요법이며 타율운동과 자율운동을 병행하면 더욱 효과적이다.

소아마비 자녀를 둔 부모는, 자녀의 불행을 한탄만 하고 있을 것이 아니라 성의와 적극성을 가지고 환자에게 자율진동을 가르쳐 스스로 치료할 수 있도록 해야 할 것이다.

최악의 경우 치료기간이 1~2년가량 걸린다 해도 꾸준히 노력하면 자녀의 불행을 평생토록 보는 일 없이 마비된 부위를 고칠 수 있다.

마사지 효과는 일시적일 뿐 진동으로 스스로 쾌유_운동기 질환

운동기 질환이란, 뼈·관절·근육·힘줄 등 인대의 운동과 직접 관련되는 부분의 장애나 이상을 말하며 편의상 척추질환, 관절질환, 근육질환의 세 가지로 분류하며 그 외에 타박, 염좌를 꼽는다.

흔히 운동기 질환을 신경통과 혼동하는 이들이 많은데, 구별을 쉽게 하려면 위에 제시된 항목에 없는 질환만을 신경계 질환으로 보면 타당할 것이다.

운동기 질환은 갑자기 무리하게 운동을 하거나 보통 때보다 힘든 일을 할 경우, 허리가 아프다든지, 발목이 지끈거리는 등의 다양한 증세로 나타난다.

가족들이 대수롭지 않게 여겨 만성화되기 쉬우며 그로 인해 환자에게 정신적인 고통을 가중시킨다는 점이 특징이며, 생명에 직접적인 위험이 없는 성격상 장기간의 통원치료로 이어지기 쉬우므로 시간적·경제적으로도 많은 고통을 준다. 보조요법으로 마사지를 이용하기도 하나,

일시적인 효과뿐이어서 그로 인해 고통 받는 환자들은 날이 갈수록 늘어만 가고 있다.

이런 경우 환자들에게 필자는 자율진동법을 권한다. 자율진동은 특수한 기구나 약물을 사용하지 않으므로 부작용이 없으며 자율진동 센터에서 몇 차례 전문적인 지도를 받고 나면 집에서 자가치유가 가능하다는 장점이 있다.

자신의 고통은 자신이 가장 잘 알 수 있으므로 치료 또한 스스로의 힘으로 할 수 있다면 가장 좋을 것이다. 아직은 자기 몸에 별다른 이상이 없더라도 자율진동법을 터득하여 실시하면 건강한 몸은 더욱 건강해지고 약한 부분은 강해지게 된다.

치료시기 놓치면 만성화, 자율진동으로 근육 강화 _근육 질환_

근육 질환은 근육에 이상이 생기는 것으로 근육 류머티즘, 근육 과로, 근육 경련 등을 들 수 있다. 그 중 류머티스성 관절염과는 병인이 다른 것으로 근육 류머티즘을 들 수 있다. 한랭습기, 과로, 내분비 장애에 의한 알레르기성 염증인 근육 류머티즘은 날씨나 정신상태에 따라 증상이 달라지는데, 주로 근육이 뻣뻣해지거나 붓고 움직이면 통증이 따른다.

어깨, 목줄기, 허리, 팔다리 근육 등에 잘 일어나는데, 환부를 더운 물수건으로 덮고 자율진동요법을 집중적으로 시술하면 절대적인 치료효과가 나타난다.

그런데 이러한 근육 과로를 자율진동으로 치료할 경우에는, 환부에만 자율진동을 보내는 게 아니라 정신적 피로를 함께 해소하기 위해 후두부와 목에도 자율진동을 첨가해야만 한다.

또한 근육경련 중 가장 흔한 증상은 팔에 일어나는 서경과 다리에 일어나는 비장근 경련인데, 이런 때는 팔을 굽혔을 때 생기는 주름 끝 부분인 곡지(曲地)에서 시작하여 수삼리(手三里)로 자율진동을 보낸다.

흔히 다리에 쥐가 일어난다고 하는 것은 하퇴부 종아리 근육이 갑자기 수축하여 강직성 경련을 일으키는 것으로 그 종류로는 비장근의 과로나 내장 장애에서 기인하는 하퇴 장애와 좌골신경 장애가 있다.

이럴 때는 우선 무릎 밑의 삼리(三里)와 합양(合陽)을 세게 누르고 발가락 끝을 밑으로 눌러 발을 한껏 접는다. 그런 후, 승산(承山), 부양(附楊)과 함께 비장근에 천천히 자율진동을 보내면서 무릎과 발목을 구부렸다 폈다 하면 금세 아픔이 사라진다.

이 같은 근육질환을 소홀히 생각하고 치료를 멀리하면 만성적인 질병으로 발전해 고통을 받게 된다. 그러므로 자율진동을 배워 수시로 수련을 해야 통증 없는 건강한 근육을 보존할 수 있다.

편안한 일상을
방해하는 질병들

지끈지끈했던 머리가 시원해진다 _신경성 두통

두통은 그 자체가 병이 아니라 몸에 이상이 생겼을 때 나타나는 현상으로 그 원인이 되는 질병을 고쳐야 사라진다.

두통의 원인이 되는 것으로는 뇌 자체의 질환(뇌막염, 뇌종창, 뇌동맥경화) 또는 뇌 순환 불량(심신과로, 불면, 뇌충혈, 뇌빈혈, 눈의 피로) 신경반사(신경통, 각종 내장 질환, 눈, 귀, 코의 질환 및 치과 질환) 및 감기, 노독증, 전염병에 의한 발열 등을 들 수 있다.

여성에게 흔한 것으로 습관성 두통이 있는데, 일종의 신경성으로 흥분이나 과로, 불면, 또는 기후가 변화될 때 생기는 것으로 추측되며 그 증세는 항상 머리가 아프고 무거운 것으로 나타난다.

두통은 걸러보지 않은 사람은 이해할 수 없을 정도로 골치 아픈 질환이다. 정말 심할 경우에는 골이 푹푹 쑤시고 눈이 빠지는 것 같은 고통에 시달리게 된다. 그러나 함부로 두통약을 복용하여 위장장애를 일으키기보다는 부작용이 없는 자율진동법으로 해소시키는 편이 훨씬 현명한 방법이라 하겠다.

물론 약물로도 치료는 가능하나 신경성일 경우에는 별로 효과를 보지 못한다는 것을 알아두어야 한다.

자율진동법으로 두통을 해소한 사람들은 수도 없이 많다. 그 실례로 봉천동에 살고 있는 36세의 김성령 씨는 1년 전부터 부단히 머리가 아프기 시작해 온갖 치료를 했으나 별 효과를 보지 못하다가 자율진동법을 배운 후, 언제 머리가 아팠냐는 듯이 다 나았다며 즐거워하고 있다.

호흡이 안정되고 합병증까지 치유 _부정맥

어느 날, 인천에 사는 전도사 부부가 협회를 찾아왔다. 그 전도사는 교통사고와 계속된 사업실패로 인해 부정맥, 허리디스크, 관절염 등 온갖 병을 한 몸에 얻게 된 사람이었다.

그는 자신의 병을 알기 위해 온갖 서적을 독파하여 스스로 대체의학 전문가가 되다시피 한 사람으로 필자의 저서를 읽고 난 후 그길로 필자를 찾아온 것이었다.

"저는 전국의 유명하다는 대체의학을 두루 섭렵하였습니다. 그러나 총재님의 저서를 읽고는 바로 이것이다, 자율진동이야말로 대체의학의 결정판이라는 확신이 들더군요. 그렇습니다. 자율진동이야말로 대체의학의 시작이요, 끝이라고 생각합니다. 총재님이 허락만 하신다면 앞으로 기꺼이 자율진동의 전도사가 되겠습니다."

전도사의 간청이 하도 진지하여 필자는 그의 부탁을 받아들였고 전도사 부부는 함께 자율진동 수련을 시작하였다. 그런데 이게 웬일? 하루 만에 놀라운 효과가 나타나기 시작했다. 30여 년 전 교통사고로 무릎이 깨져 생긴 관절염과 부정맥, 허리디스크 부위에 강한 진동이 나타나며 효과를 보이기 시작한 것이다. 특히 조금만 걸어도 마치 오뉴월 개처럼 헐떡이던 부정맥 증상이 확실한 호전기미를 보였다. 호흡이 안정된 것이다.

평소 우울증에 시달려 말수도 없던 부인도 쾌활한 성격을 되찾아 거의 1년 이상 별거 아닌 별거를 해오던 부부관계를 회복했다. 그리하여 두 사람은 신혼 같은 생활을 만끽하게 되었다.

부천의 김소정 여사는 비만증과 함께 우울증에 시달려왔다. 그러나 전도사 부부의 소개로 자율진동을 시작한 후 성격이 긍정적으로 변화되고 체중이 일주일 만에 2~3kg 이상 감소되는 효과를 경험했다.

더욱 놀라운 사실은 유두에서 진물과 노폐물 등 독소가 빠져나와 몸과 마음이 가벼워지고 오랫동안 앓아온 정신적 우울증에서 완전히 해방된 것이다.

한여민 여사는 여러 아이를 출산한 후 부부관계가 나아질까 하여 질 축소 수술을 받았다 오히려 부작용으로 시력이 현저히 악화되고 자궁협착이라는 병을 얻게 되어 필자를 찾아왔다. 애써 한 노력은 물거품이

되고 부부 사이는 도리어 악화된 상태였다.

그러나 자율진동을 시작하자 눈에 붙어 있던 하얀 막이 벗겨져 나가면서 단숨에 시력이 회복됐다. 자궁이 정상으로 돌아온 건 물론이다. 그녀는 눈에 붙어 있다 벗겨진 막을 가져다 필자에게 보여주기까지 했다.

더욱 놀라운 것은 남편과 함께 자율진동을 한 후, 참으로 오랜만에 부부관계를 가졌는데 남편은 30년 만에 이런 경험은 처음이라며 흥분을 감추지 못했다는 것이다. 자율진동 수련 후 이들 부부는 50대 후반의 장년이 아니라 마치 30대 후반의 열정적인 부부처럼 금슬이 좋아졌다고 한다.

광주의 모 대학병원에서 근무하는 정수정 씨는 스스로 대체의학의 전문가를 자처하는 사람으로 자율진동 한 시간 만에 부정맥, 허리디스크, 눈, 관절 등이 호전되었고, 특히 눈이 좋아져 며칠 사이에 안경을 벗어버렸다. 그는 자율진동 지부를 직접 설립해 운영하겠다고 투지를 불태우고 있다.

허리통증 때문에 상습적으로 근육주사를 맞아야 했던 이영근 회장도 자율진동 하루 만에 모든 병이 호전되었다며 앞으로 자율진동법을 국내는 물론 일본 등에 전파하는 데 적극적으로 앞장서겠다고 선언했다.

깜빡깜빡했던 정신이 선명해지다 _건망증

협회에는 신부님, 수녀님, 목사님, 스님 등 많은 성직자들이 찾아온다.

사람들은 보통 성직자들은 일반인보다 건강할 거라고 생각한다. 그러나 실제는 그렇지 않다. 그들이 받는 업무 스트레스가 생각보다 과중할 뿐더러 일반인들로부터 특별한 사람들로 인정되며 받는 시선은 그들만이 느끼는 커다란 고통이기 때문이다.

필자에게는 기억에 남는 수녀님이 한 분 계시다. 수녀원의 원장님은 그 수녀님을 이렇게 소개했다.

"나를 찾았던 성직자들 가운데 특히 기억이 나는 분은 김 루시아 수녀님이에요. 수녀님은 아주 자상한 얼굴에 고귀한 인품을 지닌 분이었지만 남에게 말 못할 고민이 하나 있었지요. 그것은 심한 건망증이었어요. 얼마나 건망증이 심했던지 양말을 벗어놓고는 그것을 찾으려고 일주일 내내 헤매기 일쑤였고 또 함께 생활하는 수녀님들을 의심하여 종종 다투기까지 했어요. 건망증 때문에 공동체 생활에 차질이 빚어져 성직의 길을 포기하려고 마음먹을 정도였다더군요. 그래서 까마귀 수녀님이라는 별칭도 얻었지요."

괴로움에 싸여 있던 까마귀 수녀님은 우연히 서점에서 필자의 책을 접한 후 공감되는 바가 있어서 필자를 찾아왔다. 그러나 일반적인 불치·난치병이 치유되는 것은 숱하게 보아왔으나 건망증의 경우는 정신적인 측면이 강해 어떤 효과가 나올지 필자로서도 반신반의였다. 그러나 반드시 치유될 수 있다는 믿음으로 임하면 좋은 결과가 있을 것이라 확신하고 수녀님에게 확신에 대한 의지를 가지라고 권한 후 치료에 들어갔다.

1회 자율진동 수련에 들어가자 수녀님은 전신 진동과 더불어 머리를 심하게 흔들었고 그러면서 무슨 기도문 같은 것을 열심히 읊조렸다. 이 체험에 대해 수녀님은 체험 소감 발표 자리에서 이렇게 표현했다.

"머리털이 쭈뼛 서는 듯하더니 머릿속이 시원해지고… 마치 머릿속에 물파스를 뿌린 듯한 느낌이 들었어요. 그러면서 뭔가 할 수 있다는 자신감과 함께 나의 건망증은 반드시 치유될 거라는 확신을 갖게 되었지요."

자율진동 수련 이후 수녀님은 홀로 자율진동에 임했고 그 결과 물건을 찾거나 기억을 해내는 데 일주일씩 걸리던 시간을 10분으로 단축시켰다. 그리고 15일 후, 다시 2단계 수련을 위해 수련원을 찾았을 때는 밝고 뽀얗게 핀 얼굴에 화사한 미소를 지으며 이렇게 말했다.

"주님의 은총으로 부끄러운 제 건망증이 완치되었습니다. 앞으로 더욱 열심히 수도의 길을 가겠습니다."

나중에 알게 된 이야기이지만 까마귀 수녀님은 윗분으로부터 물건을 제자리에 두지 않는다는 꾸중을 심하게 들은 후 건망증에 시달리게 되었다고 한다. 나중에는 그분의 목소리만 들어도 심한 두통에 시달리게 되었고 그럴수록 건망증은 더욱 깊어만 갔다는 것이다.

인간에게 가장 나쁜 것은 남을 향한 미움과 원망, 두려움이나 공포심, 죄책감, 근심 등이다. 이러한 부정적 요소가 복합적으로 쌓일 때 육체는 병이 들고 만다.

까마귀 수녀님은 이제 더 이상 까마귀 수녀님이 아니며 현재 자신보다는 남을 위한 일에 정성을 쏟고 있다. 자율진동을 통해 마음속의 부정적인 요소를 제거하니 급속히 병이 나은 것이다.

이유 없는 자기불신과 스트레스 사라져 _정신 안정

신묘한 자율진동법을 통해 할머니, 어머니, 손녀 등 일가족 3대가 새로 태어난 경이적인 사례 하나를 소개하고자 한다.

18세 고등학생인 그 집안의 손녀는 중학교 2학년 때 사춘기를 경험하면서 학교도 중단하고 괜히 아버지, 어머니, 할머니, 동생 등 가족을 미워하는 정신적 방황을 하던 문제아였다. 그녀는 고등학교 2학년이 될 무렵부터 자기 얼굴에 극도의 불만을 품고, 어머니를 졸라 전국의 성형외과를 누비기 시작했다.

그러나 가는 병원마다 그만하면 예쁜 얼굴이라며 충고를 해주었다. 그래도 그녀는 광대뼈가 많이 나왔다고 얼굴을 쥐어뜯는 등 울고불고 난리를 쳤고 급기야는 자학 증세까지 보였다.

그러다 마침 그 여학생의 고모가 우연히 호주에서 열린 자율진동 세미나에 참여했다가 필자에게 자기 조카 이야기를 털어놓으며 조언을 구했고, 필자는 조카를 데려오라고 말했다.

고모는 조카에게 얼굴을 예쁘게 만들어줄 유일한 성형외과가 있다며 필자에게 데려왔고, 필자는 '광대뼈가 튀어나온 게 불만이면 쏙 들어가게 해주겠다' 고 설득한 뒤 자율진동을 유도하기 시작했다.

그녀는 자율진동을 시작하자마자 강렬한 진동을 일으키며 울음을 터뜨리더니 급기야 자기의 얼굴을 손으로 마구 쳤다. 진동이 끝나고 그녀는 '자기 얼굴이 진짜 예뻐진 것 같다' 며 환한 웃음을 지었다. 문제는 정작 마음에 있었던 것이다. 그 후 일주일 정도 자율진동을 계속했고 성격까지 치유하여 자신감을 되찾고 그렇게 나가기 싫어하던 학교도 열심히 다니기 시작했다.

그녀는 요즘도 매주 한 번씩 자율진동 세미나에 참가하고 있으며 그렇게 미워하던 가족들에 대한 사랑을 회복하였으며 학교성적도 크게 향상되어 두 달 만에 반에서 1등, 3개월 후에는 전교 수석의 영광을 차지하였다.

그녀는 자율진동을 하며 울고불고 소리를 지르는 등 가슴 속에 쌓였던 정신적 불만의 응어리를 토해내면서 스트레스를 해소하였고, 모든 사람들을 향해 감사를 연발하며 심지어는 감격에 겨운 나머지 큰 소리로 애국가를 부르기도 하였다.

자율진동 한 달 만에 그녀는 완전히 새 사람으로 다시 태어났고 가족들도 안정과 평화를 되찾았다.

필자가 '자율진동'이라는 이론과 실기를 터득할 수 있었던 것도 모두 '자신의 병은 자신이 고칠 수 있다'는 자신감과 확신에서부터 비롯된 것이었다. 육십을 바라보는 지금도 필자는 환자를 치료하는 것뿐만 아니라 활발한 사회봉사 활동을 하고 있다. 나를 필요로 하거나 나로 인해 활기와 즐거움을 얻고자 하는 사람들이 있다면 어디든지 달려갈 태세로 말이다.

자율진동은 순수하고 고결한 영혼과의 커뮤니케이션 없이는 결코 도달할 수 없는 신비의 세계다. 그것은 인간의 오욕칠정(五慾七情)에서 해방되어 사물에 대한 신념의 확립과 정신통일의 경지에 올라 대뇌의 신피질을 안정시키고 고피질의 잠재의식을 일깨워 뇌간의 초능력을 부활시키는 과정이기 때문이다.

자율진동은, 진동과 파동이라는 물리학의 과학적 이론에 근거한 대체의학이요, 만유의 원리이며 자연치유학의 진수라 할 수 있겠다.

3일 만에 깨끗한 몸으로 다시 태어난 사람 _악성 피부병

사람이라면 누구나 이런 의문을 한 번쯤은 가져보았을 것이다. '인간이 신체의 병을 스스로 치유할 수 있는 한계는 어디까지일까?' 하는 궁금증 말이다. 그런 사람들에게 필자는 이런 말을 해주고 싶다.

'자신의 믿음대로 이뤄진다는 마음으로 자율진동 수련에 임한다면 어떤 병이라도 치료가 가능하다.'

지난 30여 년의 세월 동안 자율진동법은 불치병과 난치병, 이름조차 들어보지 못한 희귀병들을 말끔히 물리치는 데 기여했다. 그것을 통해 건강한 생활을 되찾은 회원들도 수없이 많을 뿐 아니라 그런 이들이 있어 협회에 대한 사람들의 신뢰는 더욱 굳게 쌓여가고 있다.

그 수많은 회원들 중, 미국으로 이민을 가서 수십 년간 수산물 공판장을 경영해오던 곽영길 씨 경우는 매우 특이하다. 그는 멀쩡해 보이는 겉모습과는 달리 속앓이를 하고 있었다.

미국에서 남부럽지 않을 정도의 부를 축적하고 여유 있는 생활을 하던 그도 남에게 말 못할 사연을 간직하고 있었으니 그것은 옷 속에 숨어 실체를 드러내지 않은 채 그를 괴롭혀오던 악성 피부병이라는 존재였다.

안마, 마사지, 목욕, 사우나, 성 관계 등 타인과의 피부 접촉이 있는 그 어떤 일도 해서는 안 된다는 의사의 지시에 따라 이를 악물고 살았다. 그러면서 그 10여 년의 세월 동안, 그는 미국과 유럽 등지에서 유명하다는 병원과 의사를 다 만나 보았고 좋다는 약은 다 써보았다.

그러나 고질적인 피부병은 떠날 기미조차 보이지 않았다. 할 수 없이 남몰래 자신만의 금기 사항을 지키며 살아가던 그가 정신이 번쩍 나는 소식을 접한 건 언론에서 자율진동법에 대한 기사를 읽고 나서였다. 우연한 기회에 자율진동법에 관한 기사를 읽은 그는 서둘러 비행기를 타고 필자를 찾아와 웃옷을 벗고 자신의 피부를 보여주었다. 필자는 너무나 놀랐다.

옷으로 가려졌던 곳은 온통 붉은색 열꽃이 피어 있었는데, 놀랍기도 했지만 한편으로는 전염병이 아닐까 싶어 겁이 날 정도로 심각한 상태였던 것이다. 하지만 '암도 고치고 성병도 고치는 자율진동으로 이까짓 피부병쯤이야.' 하는 생각이 들었다. 그래서 자신만만한 태도로 곽 씨에게 당장 자율진동 수련을 권유하고 앉은 자리에서 바로 지도에 들어갔다.

첫번째 수련이 시작되자 곽 씨는 앉은 자리에서 매우 **빠르게** 전신을 흔들어대기 시작했는데 시간이 흐를수록 그의 등에 가득 차 있던 붉은 열꽃들이 희미해지더니 점점 사라지는 것이 육안으로 보일 정도였다.

그렇게 1차 수련을 마친 후 그의 환부를 보니 자율진동 수련 전보다 피부의 붉은 열꽃이 80% 정도는 줄어들어 있었다. 피부병 환자와 자율진동 수련에 임한 것이 처음이었던 터라 반신반의로 시작했다가 환자가

기대 이상의 호전을 보이자 필자 자신도 너무나 놀랐다. 그러면서 앞으로 2~3회 정도의 수련이면 완치되겠다는 확신을 가지게 되었다.

예상대로 두 번째 수련에서는 90%까지 피부병변이 사라지고 세 번째에서는 붉은 열꽃이라곤 어디 하나 찾아 볼 수 없을 정도로 깨끗한 정상 피부로 돌아왔다. 10년을 하루같이 곽 씨를 괴롭혀오던 피부병이 단세 차례만에 씻은 듯이 나은 것이다.

세 번째 수련 이후 그는 함께 수련 중이던 사람들 앞에서 웃옷을 벗고는 이렇게 말했다.

"10여 년을 괴롭혀오던 악성 피부병이 단 3일 만에 내 몸에서 완전히 사라졌습니다. 이것은 기적입니다."

그는 거듭 찬탄하며 미국으로 돌아갔다. 물론 자율진동법을 배워서 말이다. 그 후 그는 미국에서 불치·난치병 환자들에게 자율진동 수련을 지도하며 자율진동을 전파하는 데 동참하고 있다. 그에게 나타났던 기적이 더 많은 사람들에게 나타나기를 바라며 말이다.

잦은 기침과 푸른 객담이 한 달 만에 씻은 듯이 _기관지염

숨쉬는 것, 그것은 바로 인간이 살아 있다는 강력한 증거가 된다. 그 숨쉬는 현상이 멈출 때 우리는 그것을 죽음이라 이른다. 그렇기에 호흡한다는 건 바로 생명 그 자체이며 생명현상의 증거다. 이것은 반박할 여지가 없다.

그러면 호흡의 역할은 무엇일까? 단적으로 말한다면 환기와 가스 교환이다. 즉 인체 내에서 생성된 탄산가스를 배출하고 신선한 산소를 받아들여 우리의 생명을 유지시켜주는 것이다. 그런데 문제는 이러한 호흡기에도 작건 크건 상당한 고통을 수반하는 많은 질병이 생긴다는 것이다.

작은 봉제공장 사장인 박상편 씨는 중소 의류 메이커의 하청을 받아 납품하는 일을 천직으로 알고 살아온 사람이었다. 기술자 출신으로 몇 번의 좌절과 재기를 거듭한 끝에 20여 명 정도 되는 직원들과 함께 가까스로 기업의 명맥을 유지해가는 우직한 성격의 사람이기도 했다. 일을 할 때는 잔꾀를 부릴 줄 모르고 과묵하며 별다른 취미도 없을 뿐더러 오직 즐기는 것이 있다면 하루 두 갑 정도 피우는 담배가 전부였다. 이상한 점이 있다면 그의 흡연 습관이 좀 별났다는 것이다.

한 모금이라도 옆으로 샐까봐 연기를 가슴 깊이 들이마시고, 일단 불을 붙이면 꽁초가 될 때까지 끝까지 피우는 알뜰한 습관 탓에, 담배연기는 봉제공장의 혼탁한 먼지와 함께 도둑처럼 박상편 씨의 폐로 들어가 큰 병을 키우고 있었던 것이다.

평소 밭은 기침을 자주했고 그럴 때마다 나오던 푸르죽죽한 객담, 그는 그저 자신이 담배를 많이 피워서 그러려니 하고 넘겼었다. 그랬던 것이 하루가 다르게 그 증세가 심해지며, 자다가도 터져 나오는 기침과 함께 객담은 하루가 다르게 늘고 증세도 심해져 갔다. 옆에서 함께 일하던 사람들이 걱정을 하며 조언을 할 정도였다.

더군다나 허름한 3층 건물 옥상에 위치한 공장까지 오르는데도 몇 번씩 쉬지 않고는 오를 수 없을 만큼 숨이 차고 호흡이 거칠어졌다.

그는, 자신을 조여오는 중병의 불안을 느끼며 병원으로 향했고 만성 기관지염이라는 진단을 받았다.

박상편 씨는 물론 병원 치료를 받았다. 병은 호전되는 듯했다. 그러나 병원 치료 역시 그때뿐 병은 다시 재발되었고, 병의 특성상 편안한 요양을 필요로 했으나 그럴 수 없는 처지여서 병은 그대로 방치되기 일쑤였다.

누가 봐도 병색이 완연한 모습의 그는 그제야 필자에게 전화를 걸어왔다. 겨우 3분 정도의 통화 중에도 그는 자주 기침을 해대며 가쁜 숨을 몰아쉬었다.

며칠 후 박상편 씨는 필자와 마주앉아 자율진동법 수련을 하기 시작했다. 그리고 박상편 씨의 병은 열흘 안에 완치되었다. 그토록 그를 괴롭히던 기침 증상이 사라졌음을 물론, 쏟아지듯 나오던 객담도 멈추었다. 더욱 반가운 건, 그토록 힘든 금연을 고통 없이 해낼 수 있었다는 사실이다. 박상편 씨는 지금도 과묵하고 성실하게 자신이 천직으로 아는 일을 열심히 하고 있다. 이제는 예전보다 더 건강하고 혈색이 좋은 모습으로 말이다.

보건학 박사가 말하는 자율진동,
LA 자율진동 세미나

윤청 선생과 나의 인연은 고등학생 때 시작됐다. 윤청 선생은 우리 사이에서 여장부로 통했는데, 항상 적극적이고 진취적인 성향을 갖고 있기에 '정열의 칼멘'이라는 별명도 지어줬다. 당시 윤청 선생의 뛰어난 미모와 화끈한 성격은 남학생들의 가슴을 설레게 하기 충분했다. 그후 나는 미국으로 가게 되어 한동안 윤청 선생의 소식을 모르고 지냈다.

한국에 있을 때 나는 국가대표 레슬링 선수로 유명했다. 그럼에도 불구하고 사람들은 나를 '영화배우 김지미의 오빠'라고만 불렀다. 영화배우 김지미가 유명했기 때문이겠지만, 스포츠 스타 김지강보다는 항상 김지미의 오빠가 되어 그 뒤에 서 있어야만 했다.

나는 현역 선수생활을 그만 둔 후 보건학 박사학위를 따고 미국 LA에서 살게 됐다. 그곳에서 현지 한의사들에게 건강에 관한 이론 강의와 건강칼럼을 쓰는 일을 했는데, 미국에서 우연하게 자율진동 책을 접하게 됐다. 그때 자율진동이 일으킨 신묘한 기적의 사례에 놀라고 내가 알던 윤순자가 자율진동의 창시자 윤청임을 알고 또 한번 놀랐다. 귀국해서 자율진동으로 유명한 인사가 된 윤 선생을 20년 만에 만나고 보니 그는 여전히 학생 때처럼 각 단체의 회장직함을 지니고 다양한 봉사활동까지 하는 멋진 여장부였다.

그러던 중에 윤 선생이 태권도 협회장 초청으로 뉴저지에 자율진동 세미나를 하러 왔다는 소식을 듣게 되어 내가 살고 있는 LA에서도 자율진동 세미나를 해달라고 부탁했다. 뉴저지에서만 자율진동 세미나를 하고 한국으로 간다는 사실이 너무나 안타까워서 내가 LA 한의사협회에 윤청 선생 초청을 요청했다.

그때 자율진동 세미나에 한의사들과 그들이 돌보고 있는 환자 100여 명이 한 자리에 모였는데, 나를 제외하고는 자율진동에 대해서 모르는 사람이 대부분이었다. 그런데 환자들은 윤청 선생의 자율진동 세미나가 끝나기도 전에 아픈 부위를 자율진동하며 그 자리에서 좋아졌다고 환호성을 터트렸고 한의사들 역시 몸에 생기가 돋고 기분이 상쾌하고 신기하다며 입을 모았다. 그날 윤청 선생은 자유자재로 기를 다스렸다. 또한 LA 자율진동 세미나는 자율진동이 생소했던 미국에 자율진동을 알리는 큰 계기가 되었다.

예나 지금이나 사람들은 신기한 것이 있으면 그대로 믿기보다는 '왜?'라는 물음을 꼬리표처럼 붙인다. 그 궁금증이 해결되지 않으면 제아무리 몸에 좋은 것도 믿으려 들지 않는 것이 사람들의 성향인 것 같다. 오랫동안 건강과 관련한 연구를 하고 또 그 분야에 대해서 글을 써 오고 있는 나는 자율진동에 대해서 이렇게 요약하겠다.

자율진동이라는 것은 흔들면 모든 병이 낫는다는 단순한 원리에서 비롯되는 것이다. 역학적인 힘으로 흔들어서 제 자리에서 벗어난 우리 몸의 각 부위를 제 자리로 돌려보내는 역할을 하는 것이 자율진동이라고 생각하면 된다.

우리의 몸은 병으로부터 스스로가 지킬 수 있는 면역체계를 지니고 태어난다. 그런데 현대의학의 발전과 함께 나오는 각종치료제로 말미암아 차츰차츰 자신이 스스로 만들 수 있는 면역체계를 잃어버리게 된 것이다.

원래 우리의 몸에 이상이 생기면 생리학적으로 미열이 생긴다. 무슨 말인가 하면, 열에 약한 세균을 공격하기 위해 몸에서 열을 낸다는 말이다. 그런데 몸에서 열이 날 때면 우리 몸에서 미세한 진동이 일어난다. 그것을 윤청 선생이 우리나라에서 최초로 발견해 낸 것이다.

다시 말하면 이 미동을 극대화시켜 자가치유를 유도하는 것이 윤청 선생의 자율진동이고, 또 자율진동을 이끌어내는 최면학적인 시발의 탁월한 능력자가 윤청 선생이라 하겠다.

자율진동은 치료의학이기도 하지만 예방의학이기도 하다. 내 경우에는 자율진동은 예방의학이다. 나는 74세지만 아픈 곳이라고는 단 한 군데도 없다. 지금도 세계 각국을 돌며 여행도 하고 취재도 하고 있다. 정력도 젊은이 못지않은 신체나이를 갖고 있다. 건강한 육체는 건강한 마음에서 나온다는 말이 있다. 자율진동을 하면 마음도 즐거워질 수 있다. 아프지 않고 건강하게 사는 것이 현재를 살고 있는 우리 모두의 바람일 것이다. 그렇다면 우리 몸을 위해서라도 손쉬운 자율진동을 우리 모두 해보자.

보건학 박사 김지강

전 국회의원·영화배우 홍성우가 본 자율진동

인간의 최고 수명 125세까지 내가 살아야 하는 이유가 있다. 1996년 새해가 시작될 즈음 우리 식구는 동북아의 영산, 축복의 땅, 환상의 영화 같은 제주도로 이사를 했다. 그해 서울 어느 단식원에서 사단법인 자율진동협회 윤청 선생의 자율진동 기공장면을 보게 됐다. 그때 윤청 선생을 만나고 사람은 125세까지 살 수 있다는 자신감을 갖게 됐다.

지금 내 나이가 70세이다. 기적을 일으키는 놀라운 건강법인 자율진동 기공으로 어느덧 내 몸은 30대 몸짱이 되어 있어 만나는 사람마다 옛날 탤런트·국회의원 홍성우 씨가 맞느냐고 묻곤 한다. 이렇게 건강을 지켜나간다면 125세까지는 거뜬히 살 자신이 있고, 삶의 즐거움도 누릴 수 있을 것이라 생각한다. 이것이 나의 소망이고 바람이다.

왜 125세를 인생목표로 삼았을까? 나의 손자 홍일중은 둘째 아들의 핏줄이자 내 금쪽같은 손자이기도 한데, 내가 일중이를 핏덩이 때부터 키운 지 어언 16년이 되었다. 그런데 일중이의 부모는 이혼을 했다. 부모의 이혼이 얼마나 무서운 비극인지, 일중이만 생각하면 지금도 가슴이 찢어진다.

그러나 일중이가 할아버지, 할머니 품속에서 행복하게 지내는 모습을 본 윤청 선생은 늘 내게 용기와 격려를 아끼지 않으신다. 윤청 선생은 설악산 계곡물 같이 깨끗하고 천진난만하면서도 무시무시한 카리스마를 내뿜는 사람이다. 해맑기로 따지면 둘째가라면 서러워할 사람이다.

나는 지금도 자율진동 수련을 해서 건강나이는 24세, 몸은 30대로 되돌아가 있다. 일중이가 70세가 넘으면 나는 125세가 될 것이다. 내가 윤청 선생님께 감사드릴 수 있는 원인과 이유는, 내 건강을 스스로 챙길 수 있는 자율진동법 수련에 있다.

"윤청 선생님 늘 존경하고 감사드립니다."

제주 한라산에서 홍성우 배상

한국의 자랑 기적의 자율진동법

인간은 마음과 육체의 균형이 이루어졌을 때 가장 건강하다. 그러나 진정한 건강상태란 정신과 육체 외에도 영적으로 건강한 상태를 의미한다. 우리가 살아가는 데 이러한 절대적 건강상태보다 더 절실한 것은 없을 것이다. 믿음이 없고 마음의 문을 굳게 닫은 사람들은 이러한 치유방법이 자기 자신 안에 있는데도 보지 못한다.

모든 사람들이 행복과 건강을 원하지만 자신의 잠재의식을 활성화시켜 스스로 건강해질 수 있는 방법에 관해서는 알지 못한다. 뿐만 아니라 그러한 치유방법이 존재하리라고 믿는 사람도 거의 없다. 그런데 자율진동협회의 윤청 선생님의 베스트셀러《윤청, 기적의 자율진동법》이 바로 그 방법이다. 이미 언급한 것처럼 자율진동법은 자신의 무의식 안에 있는 치유능력을 이끌어내어 자신의 삶을 한층 더 창조적이고 풍요롭게 만들어주는 기적 같은 방법이다.

윤청 선생님에 의하면 자율진동법이란 인간이 스스로 자기 자신의 병을 치유할 수 있는 신비롭고 과학적인 건방법이다. 자율진동법은 무의식 상태에서 자연스럽게 진동에 따라 몸을 움직여서 뇌의 신피질을 안정시켜, 위축되었던 뇌간과 고피질의 기능을 활성화한다. 그렇게 자기 치유의 무한한 능력을 발현시킴으로써 자신을 치유하는 방법이다.

한 걸음 더 나아가 자율진동법은 명상과 단전호흡의 기능뿐만 아니라 정신을 치유하고 고양할 수 있는 능력까지 겸비한 신비의 치유방법이다. 이 치유방법은 고대 및 현대의 모든 종류의 대체의학에서도 찾아볼 수 없는 고유의 방법임이 틀림없다. 자율진동법은 인체의 메커니즘과 잠재의식만을 활용하여 질병을 치유하는 과학적 방법일 뿐 아니라 다른 치료방법과 병행하면 더 좋은 효과도 얻을 수 있는 치료방법이기도 하다.

필자는 다년간 태권도를 연마하면서 내공을 강화하기 위해 명상과 단전호흡을 했기 때문에 기의 세계에 대해 충분히 이해하고 있다. 필자는 기적의 자율진동법을 5년 전에 읽었다. 하지만 자연치유력에 대해 알지 못했고 이에 관한 믿음이 부족했기 때문에 책을 처음 본 후 1년이 지난 후에야 이를 받아들이게 됐다. 윤청 선생이 사람들을 자율진동 시키는 모습을 보고, 또 그들의 병력을 정확히 진단하는 장면을 보고 비로소 자율진동법을 믿게 되었다.

필자는 올 여름 경기도 수지로 이사 올 때까지 대구에서 거주하고 있었기 때문에 윤청 선생을 자주 방문하지는 못했다. 하지만 예전에 류머티즘, 암, 우울증 등 난치성 성인병 환자들이 2~3개월 간 수련을 통해 치유되는 기적 같은 현장을 목격했다. 필자 자신도 위산역류증, 알르레기성 비염, 관절염, 편두통 등 오래 된 난치성 질환을 자율진동을 통해 스스로 치유한 바 있다. 이는 경험자가 아니면 상상할 수 없는 일이다. 최근 나이 칠십이 넘으니 눈이 아파 독서를 할 수 없었는데 자율진동은 역시 기대를 저버리지 않았다. 그래서 우리 가족 모두가 열심히 자율진동을 하고 있다.

현재는 여러 가지 면에서 불확실한 시대다. 언제 어디에서 한층 더 강화된 세균, 바이러스, 스트레스 등에 의한 신종 질병과 원인을 알 수 없는 현대병이 나타나 인류의 생명을 위협할지 모른다. 이러한 시대를 살아가는 현대인에게 자율진동법은 탁월한 질병치유의 방법인 동시에 또한 건강증진법이기도 하다. 그리고 이것은 방법을 터득하기만 하면 시공간의 제약을 받지 않고 언제 어디에서나 간단하고 자유로이 할 수 있는 치유방법이다. 그러나 부정적인 사고를 하는 사람에게 이 치유방법이 별로 도움이 되지 않는다. 왜냐하면 긍정적인 사고와 믿음, 집중력을 가진 사람에게만 자기 자신의 치유체계를 통제할 수 있는 능력이 있기 때문이다.

마음과 육체는 물론이고 영성까지 치유할 수 있는 자율진동법은 한국의 자랑이고 숨겨진 보물이다. 필자는 자율진동법이 활기차고 희망찬 노년기를 보장할 것으로 굳게 믿는다. 그리고 이렇게 훌륭한 대체의학이 우리 국민은 물론 세계인류의 질병치유와 건강증진에 큰 도움이 될 수 있었으면 하는 것이 필자의 희망이다.

전 서울대 인문대·효성대 교수 김윤한

지은이 **윤 청**

쉬지 않고 내뿜는 강한 열정과 삶에 대한 신념으로, 누구든 한순간에 매료시키는 윤청 총재는 현재 사단법인 한국양생학회 회장, 사단법인 한민족윤리회의 총재직을 맡고 있다. 소아마비 아들을 고쳐보겠다는 일념으로 동양의학서적과 민간요법에 관한 책을 독파하고 수기지압요법에서 카이로 프랙틱, 불무도 무술활법 등 다양한 치유요법을 연구, 수련하던 중에 스스로 자율진동법의 메커니즘을 터득하게 되었다. 윤 총재는 동서양의 탁월한 기 능력자 중에서도 으뜸으로 꼽힐 정도로 강력한 에너지 파장을 가진 존재로 평가받고 있다. 지난 40여년 동안 숱한 불치병, 난치병 환자들에게 신념을 바탕으로 한 자가치유법, 자율진동을 지도해왔으며 그 과학적, 이론적 근거는 숱한 대체의학 전문가들이나 스포츠의학 전문가들에 의해서 인정받아왔다.

한언의 사명선언문

Since 3rd day of January, 1998

Our Mission ──·우리는 새로운 지식을 창출, 전파하여 전 인류가 이를 공유케 함으로써 인류문화의 발전과 행복에 이바지한다.

──·우리는 끊임없이 학습하는 조직으로서 자신과 조직의 발전을 위해 쉼 없이 노력하며, 궁극적으로는 세계적 콘텐츠 그룹을 지향한다.

──·우리는 정신적, 물질적으로 최고 수준의 복지를 실현하기 위해 노력하며, 명실공히 초일류 사원들의 집합체로서 부끄럼 없이 행동한다.

Our Vision 한언은 콘텐츠 기업의 선도적 성공모델이 된다.

저희 한언인들은 위와 같은 사명을 항상 가슴 속에 간직하고
좋은 책을 만들기 위해 최선을 다하고 있습니다.
독자 여러분의 아낌없는 충고와 격려를 부탁드립니다.
· 한언 가족 ·

HanEon's Mission statement

Our Mission ──· We create and broadcast new knowledge for the advancement and happiness of the whole human race.

──· We do our best to improve ourselves and the organization, with the ultimate goal of striving to be the best content group in the world.

──· We try to realize the highest quality of welfare system in both mental and physical ways and we behave in a manner that reflects our mission as proud members of HanEon Community.

Our Vision HanEon will be the leading Success Model of the content group.